あいだと生命

臨床哲学論文集

木村 敏

創元社

目次

序論に代えて――西田哲学と私の臨床哲学 …… 1

装丁　上野かおる

序論に代えて

――西田哲学と私の臨床哲学

1　西田哲学への開眼

私が精神科医になったのは一九五六年、京大医学部の精神医学教室に入局したときである。当時の精神科の教授は村上仁先生で、フランス流の精神病理学を専攻しておられ、E・ミンコフスキの『精神分裂病』[2]の翻訳やご自身の『精神分裂病の心理』などによって、我が国における精神分裂病（現在の呼称は「統合失調症」）の精神病理学を代表する方だった。私も学生時代に先生の著作を読んで統合失調症の研究を志し、精神科に入局したわけである。それ以来半世紀余り、私は依然として統合失調症の精神病理学から離れられないでいる。

入局して間もない頃、当時出版されたばかりのL・ビンスヴァンガーの著書『精神分裂病』[3]（一九五七年）の邦訳が計画され、私もその訳者の一人に加えられることになった。ビンスヴァンガーはミンコフスキと同様に人間学的・現象学的な精神病理学を代表する人で、一九二七年にハイデガーの『存在と時間』Sein und Zeit が出版されるとすぐにその「現存在分析論」に依拠した「現存在分析」Daseinsanalyse を提唱した人である。だからこの本を翻訳するためにはハイデガーについての知識が不可欠で、私は当時彼の許から帰国されたばかりの辻村公一先生にお願いして、精神科の医局内に“Sein und Zeit”（辻村先生は『有と時』と訳される）を講読する私的なゼミを作っていただき、このゼミは結局八年間にわたって継続することになった。哲学を正式に学んだことのない私にとって、このゼミは得がたい経験を与えてくれるものだったが、中でも印象的だったのは、辻村先生がハイデガーを読みながら、それをいちいち西田幾多郎と比較して説明される進め方だった。例えばハイデガーにおける「現存在」Dasein の自己性が、自己への到来 auf sich selbst zukommen としての未来／将来 Zukunft に重点を置くのに対して、西田の場所的自己は現在そのものの自己限定として実現するという指摘は、私にとって決定的だった。

このゼミが継続中の一九六一年、私は最初のドイツ留学に出かけることになったが、そのとき私は西田幾多郎全集のかなりの部分を持参することにした。留学先のミュンヘンでは、当時やはりミュンヘン大学に留学しておられ、後に天龍寺の管長を務められた平田精耕老師と親しくしていただいたことも特記しておかなくてはならないだろう。

2　ある離人症患者との出会い

時期的にはやや前後するが、精神科入局の数年後、ある一人の若い女性の離人症患者が自殺未遂で京大病院へ入院して、私が担当することになった。離人症 Depersonalisation というのは、周囲の世界の実在感の喪失 Derealisation と自己喪失感を主徴とする症候群で、統合失調症にも鬱病にも随伴しうるが、単一症状的に「離人神経症」として発生するものも多い。この女性患者も症状的には離人神経症のレベルを超えなかったが、その苦痛は激しく、何回も自殺を試みるほどだった。[4] 彼女は物心つく頃から「自分にははっきりとした自己というものがない」「本当の自分とはどういうものだろう」という気持を持ち続けていたが、十七歳の時に突然「自分というものがなくなった」と感じ始めた。「自分というものがまるで感じられない。何をしても自分がしているという感じがしない。感情というものがいっさいなくなってしまった。音楽を聞いてもいろいろの音が耳の中へ入り込んでくるだけだし、絵を見ていてもいろいろの色や形が眼の中へ入り込んでくるだけ。時間がばらばらになってしまって、ちっとも先へ進んで行かない。てんでばらばらの無数の今が、今、今、今、今と無茶苦茶に出てくるだけで何のまとまりもない。空間の見え方もとてもおかしい。奥行きとか、遠さ近さとかがなくなって、何もかもひとつの平面に並んでいるみたい。何を見てもそれがちゃんとそこにあるのだということがわからない」と彼女はいう。

この症例は稀に見る完全な離人症症例だったので、私は当時これを論文化しようと努力したが、結局果たせないままドイツへ旅立つことになった。そしてミュンヘンで西田を勉強しながら、これを思い切ってドイツ語で書いてみることにした。[5] 私が主題にしたのは、世界の現実感の喪失と自己の実在感の喪失との関係という問題だった。当時の学界では、自己の喪失体験が世界の非現実感に「投影」されるという理解が一般的だった。私は平田老師から道元の《自己をはこびて萬法を修證するを迷とす。萬法すすみて自己を修證するはさとりなり》[6] という言葉を教わり、西田の《物来って我を照す》[7] がこれを簡潔に述べたものであることに気づいた。そしてこのドイツ語論文では、これを「物」経験に伴うIch-Quarität（自己クオリティ）と呼んでおいた。最近の科学哲学で頻用される用語でいえば、これは「クオリア」と呼ばれるものに相当するのだろう。われわれが物を見たり聞いたりしているという経験、西田のいう「事実」Tatsacheが、われわれの自己を照らし出してくれる。有名な《個人あって経験あるにあらず、経験あって個人あるのである》[8]も、《我々の自己が自覚するとき世界が自覚する。世界が自覚するとき我々の自己が自覚する》[9]も、この事実を述べたものにほかならない。

3 「あいだ」への着目

一回目のドイツ留学時のテーマは「日独の鬱病患者における罪責体験の比較研究」[10]だった。当時の私のドイツ語の会話力では、統合失調症患者を研究対象にするのは無理だった。鬱病患者は寡黙だし、統合失調症患者のように難しいことをいわない。私はとりあえず和辻哲郎の人間学と風土論を導きの糸として、日本人とドイツ人が鬱病による自己評価の低下に際して抱く罪の意識の違いを調査することにした。そして、ドイツ人がいわば垂直的に神や道徳を審級にして自己の罪深さを体験するのに対して、日本人の鬱病患者はむしろ水平的に、家族や職場など、自分の周囲にいる人たちに対して罪を感じていることを取り出した。和辻も書いているように、[11]「人間」の語は元来中国において人と人との水平的・空間的な「あいだ」、すなわち「世間」「世の中」を意味していたのに、これを輸入した奈良時代の日本人はこれを個々の個人の意味に解した。つまり日本人の「人間」理解には、もともと水平的な「あいだ」と垂直的な「あいだ」が一体になっていた。西田的にいえば、「世界」の自覚と「自己」の自覚が分離していなかった。「世界が自覚するとき自己が自覚する。自己が自覚するとき世界が自覚する」と言われるときに、この二つの「自覚」が一つの事実として一挙に成立する場所こそ、「人と人とのあいだ」であった。

このような「人間」観をもっている日本人においては、鬱病というような自己価値の低落に際して生じる「自己のあるべき姿」と「自己の現実のありかた」との落差が、つまり自己内部の「垂直的」な「負い目」が、そのまま自己と他者との「水平的」な「あいだ」に感じられて、「皆に迷惑をかけて申し訳ない」という形で意識されやすいということになる。西田的にいうならば、「自己が自己に於て自己を映す」ときの、そこに自己が映される場所としての自己が、はじめから他者を含んだものとして見られているということなのである。

4　統合失調症の「直観診断」

一回目のドイツ留学から帰国して、私は再び統合失調症の精神病理学に取り組むことになった。当時我が国の精神医学では、H・C・リュムケ[12]の提唱した「プレコクス感」Praecox-Gefühl が話題になっていた。このプレコクス感というのは、一切の医学的診断に先立って診察者が統合失調症者から直感的に感じとる独特の人間的雰囲気のようなもので、統合失調症が以前は「早発痴呆」dementia praecox と呼ばれていたことから来ている。リュムケによると《統合失調症患者との出会いに際して診察者の心中に或る奇妙な不安感とよそよそしさの感じが生じ、これは普通に二人の人が出会ったときに生じる疏通路の欠如という事態と関連している。接近本能とでも呼ぶべきものとその表出が患者の側から一方的に遮断され、こちらからの接近が相手からの接近拒否によって阻止される》という印象である。

実はこれと同じことを、ビンスヴァンガーはすでに一九二四年の論文で述べている。この感覚は、例えば高熱以外の症状を示さない患者について、内科医がこれはチフスだとか肺炎だとかの感じあるいは勘を表明するのとはまったく別のものであり、内科医の感覚診断がいわば感じに頼った nach dem Gefühl ものであるのとは違って、普通の感じとはまったく別の、本質直観の能力に基づいた特別の感覚を用いた mit dem Gefühl ものである。そしてこの特別の感覚というのは、《或る統合失調症患者の「人格」Person を知覚する場合、彼が私に対して人間 Mensch としてはきわめて友好的であるのに、そこに何か内的に跳ね返される印象があり、彼との内的な一致を妨げる障壁がある》という印象であって、《ときにはこの疏通性の欠如が、彼についての唯一の知覚となることもある》という。[13]

同じこの直観診断を、ミンコフスキは「洞察診断」diagnostic par pénétration と呼ぶ。《患者と向かい合って彼の話に耳を傾ける。すると突然ある瞬間、全体の核心を知りえた、基本障碍が見つかったという確信が生じる。この「成因的障碍」trouble générateur は、表面に現れて記述の対象となりうるすべての障碍を、土台石のように支えている。われわれはベルクソンのいう直観とまったく近似のものとして、現象学的直観という言葉を用いることができる》。[14] ミンコフスキはこの基本障碍を「現実との生命的接触の喪失」perte du contact vital avec la réalité と表現し、これは《環境との関係における生きた「人格」personne の根幹そのものと関連する》という。

ビンスヴァンガーとミンコフスキがともにその直観診断で見て取っていた「人格」Person の不成立を、明示的に統合失調症の基本障碍として論じたのは、A・クローンフェルトである。[15] クローンフェルトによれば、Person とは、生物学的・種的な「個体」Individuum に統一的能動性の原理である「自己」Selbst が働くことによってはじめて可能になるような、人間特有のものである。自己が自己となり人格が成立するためには、そこに他者が「汝」として現れて「われわれ」という「共同態」が形成されなくてはならないが、その前提となり、自と他、私と汝をともに基礎づけながらそれ自体は自他の区別を超越している本質領域を、クローンフェルトは「メタコイノン」Metakoinon と呼ぶ。自己がメタコイノンから自己自身を限定して人格となるためには、統一的能動性を有する自我のノエシス的志向性が必要だが、統合失調症ではこの志向性が原発的に障碍されている、と彼は考える。

統合失調症の直観診断に際しては、このようにして患者における Person という統一原理の不成立が精神科医の側の「自覚」にそのまま映し出され、精神科医自身の自覚がそこで一瞬宙に浮いたかたちで停止するという、奇妙な心理状態が経験される。二人の人が相対したときにその一方で感覚されるこの違和感は、必ずやもう一方の人にも感覚されずにはおかない。W・ブランケンブルクは、統合失調症患者に出会ったときに精神科医の感じる「自然な自明性の喪失」という「違和感」Befremdung は、患者の側での世界からの「疎外感」Entfremdung に対応していると述べている。[16] 現実との生命的接触を失った統合失調症患者では、自然で自明なかたちでの「世界の自覚」が成立していない。患者は彼の出会うすべての人に対して「違和感」を抱いているのに違いない。そしてたまたまこの「すべての人」の一人となった精神科医が、これを自己自身の間主観的な自己感覚の不自然さとして経験することになる。これがいわゆる「プレコクス感」の、そして「直観診断」の真相なのだろう。この精神科医が患者と密接な人間関係を作り上げて行くことに成功すれば、プレコクス感はいつの間にか感じられなくなる。これが統合失調症の精神療法の第一歩であることは間違いない。ところが同じこの違和感は、例えば教授回診のときのように非治療的な第三者の客観的な眼差しに触れたとたんに即座に復活する。統合失調症の精神病理学は、主観的自己と主観的自己との間主観的・相互主体的な出会いという場所でしか、純粋性を保ちえないものなのである。

5　ヴァイツゼカーの医学的人間学

私が京大精神科へ入局した頃、医局ではドイツの神経内科医であるヴィクトーア・フォン・ヴァイツゼカーの著作の講読会が行われていた。ヴァイツゼカーは精神科医ではないし、当時の客観主義的で非治療的な精神医学に対して痛烈な批判を隠さなかった人であるけれども、彼がそのような自然科学的医学を批判して「医学への主観／主体 Subjekt の導入」を主張した「医学的人間学」medizinische Anthropologie の構想は、その後の私の精神病理学にとって何ものにも勝る大きな影響を与えた。一九七五年に私は浜中淑彦氏を共訳者として彼の理論面の主著である『ゲシュタルトクライス』

（一九四〇年）[17]を邦訳した。この本には「知覚と運動の一元論」という副題がついている。

これは、知覚は必ず運動を伴い運動は必ず知覚を伴うというような自明な事実を述べたものではない。生物 Lebewesen が生きているということは、それが外界との「つながり／相即」Kohärenz を保っているということである。例えば乗馬の場合、騎手は馬上での自身の運動を通じて、馬からの力や外界からの力を制御して同一の運動形式というゲシュタルトを実現している。ダンスをしている一組の男女は、それぞれ相手の動きを知覚することによって相手および外界との相即を保持しながら、ダンスの形を実現している。主体の外界に対する働きかけと外界の主体に対する働きかけが相互に循環し、円環 Kreis 状に関連しあうことによって、一定のゲシュタルトが形成される。これが「ゲシュタルトクライス」ということである。主体と外界は物理的には分離しているが、主体の行動としては一つである。ヴァイツゼカーが「主体」と呼ぶものは「自我と環境との対置あるいは出会いの根拠となる原理」のことで、通常は意識されず、「相即」が破断されるときに――これを彼は「危機／転機」Krise と呼ぶ――はじめてその存在に気づくものである。

主体と環境との相即は、生物が死を避けて生を求めるという目的や価値の基準、つまり「生きる」という意味によって保たれている。『ゲシュタルトクライス』の冒頭には、「生命あるものを研究するには、生命と関わり合わねばならぬ」という、一見同語反復とも取れる文章が書かれているが、実際ヴァイツゼカーのすべての仕事は「生命論」によって貫かれている。

このヴァイツゼカーの考え、とくにゲシュタルトクライスの考えは、同じく生命論を根底においた西田の「行為的自己」「行為的直観」の立場と非常に近い。例えば西田は、《行為においては我々は行為によって外に物を見るのである。而して外に見られたものがまた我々を動かすのである。我々の行為を限定するのである。主観が客観を限定し、客観が主観を限定するのである。我々の行為は形成作用でなければならない。かかる形成作用というものは現実が現実自身を限定することから考えられる。我々の行為は常に知覚の世界に即して考えられるのである》[18]と書いているが、これはそのままヴァイツゼカーの文章として読むこともできる。事実、ヴァイツゼカー自身、彼のゲシュタルトクライスの着想が、知覚や運動に関する神経生理学的な実験から得られたものなのか、それとも診察室における治療場面での間主観的な医師患者関係への反省から得られたものなのか、わからないということを書いている。

わが国の哲学界においては通常、西田哲学はハイデガー哲学との類比や対比によって論じられることが多い。しかし、西欧においてもっとも西田に近い思索者を探すとなれば、それはハイデガーであるよりもむしろヴァイツゼカーなのではないかという印象を、私は禁じえない。

6　統合失調症の特徴的症状

二回のドイツ留学を通じてドイツとフランスの人間学的・現存在分析的・現象学的な精神病理学――そこではヴァイツゼカーの思索が予想以上に重んじられていた――の空気に直接触れた私は、以後の私の人生を統合失調症における主体／主観の病理の探求に捧げることになった。

統合失調症は多彩な精神症状を発現するが、中でもK・シュナイダーが「一級症状」として記載した次のような症状は、それが確認されればとりあえず統合失調症の診断を下してもよいと考えられている「疾患認知的」pathognomonisch な標識として重要である。それは《考想化声、話しかけと応答の形の幻聴、自分の行為を批評する幻聴、身体的被影響体験、思考奪取その他の思考への影響、思考伝播、妄想知覚、感情や欲動や意志の領域での他者からの作為や被影響体験のすべて》[19]であって、これは「自我と環界の境界の透過性、ないし自我の輪郭喪失」という観点でまとめられる。これをさらに要約して言い換えれば、健常者が自己の行為として経験しているすべての精神活動が他者由来の作為的行為として体験されるということになるだろう。自己は、自分が考えたり自問自答したり反省したりする思考活動を他者の声として聞いたり（対話的幻聴）、他者が自分に代わって考えているものと思い込んだり（思考伝播／つつぬけ体験）、自分の行動の一々が他者の意志によって行われているという体験をもつ（作為体験）。

自分が特定の他人によって迫害されているという迫害妄想は、統合失調症にも出現しうるけれども、けっして疾患特異的・疾患認知的ではない。それはむしろ「パラノイア」と呼ばれる別個の妄想疾患に特徴的な症状である。パラノイアにおける妄想上の迫害者は、それが誰であるかを同定することの可能な「外部他者」として、患者の周囲の現実の空間から患者に危害を加えようとする。これと違って統合失調症の病的体験に出現する妄想的「他者」は、原則として特定可能な具体的な他人の姿をとって出現しない。多くの場合、患者は「秘密結社」「情報機関」「宇宙人」などの言葉を使う。これらの他者は、「外敵」として患者の世界に侵入してくるのではなく、いわばクーデターのように患者の主体の中枢部に姿を現して患者の主体性を根底から簒奪しようとする。[20]

精神病者の妄想症状を他者による自己主体の侵害として見るとき、この「他者」には――そして当然「自己」にも――二つの異なった意味があることに留意しなければならない。その一つは、「他者」を自己にとって外部的な、物理的な空間によって隔てられた「そこ」Dortから自己に働きかけてくるものと見る見方である。パラノイアの妄想に登場する他者は、すべてこの意味での他者である。

統合失調症の自我障害において問題となる「他者」は、これとはまったく異なった意味をもっている。それは自己自身の内部、しかもそれを根底とすることによってはじめて自己が「他ならぬ」自己として成立するような思考や意志の自発性が、その自己性を奪われて他者性を帯びたものということができる。普通の意味での、一個の身体を与えられて個別化している「自己」が、他者性を帯びた自発性によって動かされるという、通常の自他概念では理解しがたい構図が成立している。自己は、自己意識のノエマとしての「自己」と、このノエマを構成するノエシス的作用としての（他者化された）自発性とに二重化しているといってもよい。ハイデガーが人間存在を、「現にあること」としての「現存在」Daseinとして規定したときの「現」Daそのものが、自己の居場所ではなくなって他者の居場所となっているということである。

西田は「私と汝」[21]にこう書いている。

《私と汝とは絶対に他なるものである。私と汝とを包摂する何らの一般者もない。しかし私は汝を認めることによって私であり、汝は私を認めることによって汝である。私の底に汝があり、汝の底に私がある。私は私の底を通じて汝へ、汝は汝の底を通じて私へ結合するのである。絶対に他なるが故に結合するのである》（三〇七頁）。
《自己が自己自身の底に自己の根柢として絶対の他を見るということによって自己が他の内に没し去る、即ち私が他において私自身を失う。これとともに汝もまたこの他において汝自身を失わなければならない。私はこの他において汝の呼声を、汝はこの他において私の呼声を聞くということができる》（三一五頁）。

この箇所をはじめて読んだとき、私はこれを統合失調症患者自身の体験描写としても理解できると思った。[22] というよりも、統合失調症で出現する自他関係の異常をこれほどまで的確に言語化した哲学にはじめて出会ったという感を禁じえなかった。

パラノイア患者の迫害妄想に見られるような、あるいは多くの哲学者が健常者の意識体験を基準として論じているような自己と他者の関係においては、自己と他者はそれぞれ固有の世界の主体として生きながら、互いに主客の関係を交換している。自己と他者は互いに「相対的に他なるもの」であるにすぎない。そこでは、それぞれの自己が他者の「主体性」を、つまり他者もそれぞれに一個の「自己」であり「私」であることを、どうやって確認するかという難問が持ち上がる。この「他我認識」の問題に一応の解答を出したとして、今度は「他ならぬ」この自分の「私」が、他者の誰もがそれでありうる「私」とどのように違うのか、いまここに生きているこの私の絶対的な唯一性はどのようにして確保されうるのかが、さらに大きな難問として持ち上がる。

私が絶対的に唯一の私として自分自身を体験するということは、私が私自身の生命を、私自身が「現に」いまここで生きているということを、つまり私の個別的生存を、ありありと感じとっていることでなければならない。しかしそれと同時に私は、この私の個別的生命の根底に、それとはまったく別の、私個人を生かしていると同時に他者たちをも生かしている生命、他者たちだけでなくすべての動物や植物、「生きとし生けるもの」たちをも生かしている根源的生命を感じとっている。西田はこの個的生命と「種的生命」の間に、われわれ人間の歴史的存在を可能にする「歴史的身体」を置いた。[23] ヴァイツゼカーは《身体性とともに生命が生命の中に入ってくる》[24]と書く。この二つの「生命」のうち前者が種的生命、後者が個的生命を指していることはいうまでもない。[25]「私」と「汝」の関係においては、私だけでなく汝についても、個的生命と種的生命のこの重層性が、汝の身体的現前を通じて如実に感じとられることになる。そこでは「私の底」と「汝の底」との通底性が実現していなくてはならない。これが先に統合失調症の感覚診断のところで述べた二人の個人の間の「接近本能」を基礎づけるものであることはいうまでもないだろう。

先に述べたようにクローンフェルトは統合失調症を、生物的な「個体」が汝との間で「われわれ」という「メタ共同態」Metakoinon に触発されて「人格」Person となる過程の障碍と見なしている。それは西田が《個物が個物自身の底に絶対の他を見るということは、自己自身の底に絶対に自己自身を否定するものに撞着するという意味を有っていなければならない。かかる意味において絶対の他と考えられるものは、私を殺すという意味を有っているとともに、我々の自己は自己自身の底にかかる絶対の他を見ることによって自己であるという意味において、それは私を生むものでなければならない》[26]、あるいは《我々の自己は、何処までも自己の底に自己を越えたものにおいて自己を有つ》[27]といったような、自己の、あるいは自己生命の重層性、自己存在の「絶対矛盾的自己同一」の不成立から、はじめて考えられる事態であるに違いない。

私が半世紀以上にわたって探し求めてきた精神分裂病ないし統合失調症の精神病理、その特徴的な臨床症状の根底にあってそれを産み出し続けている基礎障害は、こうして自己が自己であることの基本構造であるところの自己の重層性、自己を生み出す生命と自己として生み出された生命との二重性が、自己や他者についての経験の中で十分に形成されないという点にある。この基本的な病理を臨床哲学的に考察して行く上で、西田幾多郎の思索の足跡は、なにものにもまさる大きな指針を私に与え続けてくれた。この学恩に心から感謝しながら、本論をもって本書の序論に代えることとしたい。

1 この論文は、二〇一二年七月二十一日に京都産業大学で開催された西田哲学会第一〇回年次大会での公開講演「西田哲学と私の精神病理学」に加筆するかたちで執筆した。私が本書で展開する現在の臨床哲学的な見解に到達するまでの歩みが、この講演では具体的に語られていると思うからである。

2 E. Minkowski: La schizophrénie. Psychopathologie des schizoïdes et des schizophrènes. Brouwer, Paris,1953. 村上仁訳『精神分裂病——分裂性格者および精神分裂病者の精神病理学』みすず書房、一九五四年。

3 L. Binswanger: Schizophrenie. Neske, Pfullingen, 1957. 新海安彦・宮本忠雄・木村敏訳『精神分裂病 Ⅰ／Ⅱ』みすず書房、一九六〇／六一年。

4 この症例の詳細については、木村敏『自覚の精神病理——自分ということ』（紀伊國屋書店、一九七八年）の第一章を参照。

5 B. Kimura: Zur Phänomenologie der Depersonalisation. Nervenarzt 34(9), 1963, 391ff. (J.-E. Meyer (Hrsg): Depsersonalisation. Wissenschaftliche Buchgesellschaft, Darmstadt 1968 に収載)。私自身による邦訳「離人症の現象学」は『木村敏著作集 1』（弘文堂、二〇〇一年）、『新編分裂病の現象学』（ちくま学芸文庫、二〇一二年）に収録した。

6 道元『正法眼蔵・正法眼蔵随聞記』（日本古典文学大系 八一）岩波書店、一九六五年、一〇一頁。

7 西田幾多郎『全集 Ⅸ』岩波書店、二〇〇四年、四二六頁。

8 西田幾多郎『善の研究』岩波文庫、一九五〇年、四頁。

9 西田幾多郎「自覚について」上田閑照編『自覚について 他四篇』（西田幾多郎哲学論集 Ⅲ）岩波文庫、

一九八九年、二六二頁。

10 B. Kimura: Vergleichende Untersuchungen über depressive Erkrankungen in Japan und in Deutschland. Fortschr. Neurol. Psychiat. 33(4), 1965, 202-215.

11 和辻哲郎『人間の学としての倫理学』(岩波全書) 一九三四年／(岩波文庫) 二〇〇七年、一八頁以下。

12 H.C. Rümke: Signification de la phénoménologie dans l'étude clinique des délirants. Congres international de psychiatrie I. Paris, 1950.

13 L. Binswanger: Welche Aufgabe ergeben sich für die Psychiatrie aus den Fortschritten der neueren Psychologie? (1924) Ausgewählte Vorträge und Aufsätze II. Francke; Bern, 1955, S.136.

14 E. Minkowski: Phénoménologie et analyse existentielle en psychopathologie. L'Evolution Psychiat. 13, 1948, 137.

15 A. Kronfeld: Perspektiven der Seelenheilkunde. Thieme; Leipzig, 1930.

16 W. Blankenburg: Verlust der natürlichen Selbatverständlichkeit. Ein Beitrag zur Psychopathologie symptomarmer Schizophrenien. Enke; Stuttgart, 1971. 木村敏・岡本進・島弘嗣訳『自明性の喪失――分裂病の現象学』みすず書房、一九七八年、一〇八頁。

17 V.von Weizsäcker: Der Gestaltkreis. Theorie der Einheit von Wahrnehmen und Bewegen. Thieme; Stuttgart, 1940. (ders: Ges. Schriften 4, Suhrkamp; Frankfurt a.M., 1997). 木村敏・浜中淑彦訳『ゲシュタルトクライス――知覚と運動の一元論』みすず書房、一九七五年。

18 西田幾多郎「弁証法的一般者としての世界」上田閑照編『論理と生命 他四篇』(西田幾多郎哲学論集 II) 岩波文庫、一九八八年、九七頁。

19 K. Schneider: Klinische Psychopathologie. 6. verbesserte Auflage. Thieme; Stuttgart, 1962, S.133. 平井静也・鹿子木敏範訳『臨床精神病理学』文光堂、一九五七年、一七六頁。

20　統合失調症とパラノイアにおける妄想的他者の出現様式の違いについては、木村敏『臨床哲学講義』（創元社、二〇一二年）参照。
21　西田幾多郎「私と汝」上田閑照編『場所・私と汝 他六篇』（西田幾多郎哲学論集Ⅰ）岩波文庫、一九八七年。
22　木村敏「精神分裂病の症状論」（一九六五年）『木村敏著作集1』弘文堂、二〇〇一年、二八七頁以下。
23　西田幾多郎「論理と生命」上田閑照編『論理と生命 他四篇』（西田幾多郎哲学論集Ⅱ）岩波文庫、一九八八年。
24　V.von Weizsäcker: Begegnungen und Entscheidungen (1949). GS 1, Suhrkamp; Frankfurt, 1986, S.300.
25　このあたりの事情については、本書四章の「生命・身体・自己——統合失調症の病理と西田哲学」（二〇〇九年）を参照。
26　西田幾多郎「私と汝」上田閑照編『場所・私と汝 他六篇』（西田幾多郎哲学論集Ⅰ）岩波文庫、一九八七年、三二八頁。
27　西田幾多郎「場所的論理と宗教的世界観」上田閑照編『自覚について 他四篇』（西田幾多郎哲学論集Ⅲ）岩波文庫、一九八九年、三七七頁。

一章　自他の「逆対応」

1　統合失調症における自他関係の特異性

統合失調症（精神分裂病）Schizophrenie の精神病理が「自己と他者」の問題圏において占める特異な地位は、そこに見られる自他関係の病態を、やはり病的な自他関係が前面に現れる非・統合失調性の精神病理、とくにパラノイアの妄想と対比してみるとき、もっとも説得力のあるものとなる。患者の意識の中で妄想的に構築された他者が、患者の自己に対してどのようなあり方を示すかが、パラノイアと統合失調症では対極的に異なっているからである。[1]

パラノイア患者に典型的に見られる妄想は、現実の世界に実在する他人が自分に干渉してくるという形を取る。例えば患者の勤務する会社の上司である何某が、事ごとに自分にいやがらせをする、隣家の主婦が自分の悪口を近所中に触れ回っている、夫が職場の特定の女性と不倫の関係にある、自分が秘書をつとめている教授が自分に対して恋愛感情を抱いているなどが、妄想の内容となる。妄想の対象とされる人物は特定の一人に限られることが多いが、ときには（有名なガウプの症例ヴァーグナー[2]の場合のように）ある村落や団体の全員が対象となることもある。患者はカメラや録音機などを使って証拠と思われる事実を集め、それを警察や裁判所などに提出して、妄想の真実性を実証しようとする。要するにパラノイアの妄想構築は、完全に現実の枠組みの内部で起こり、異常な超越論的契機はいっさい関与しない。

これに対して統合失調症患者の妄想では、具体的・個別的な他人が外部から自分を侵害するという体験は、原則的に見られない。そこに出現する「他者」は、自己の内面に突然姿を現して、自己の再奥部からその「主体」ないし「主権」を簒奪しようとする。そのような「他者」は、当然、パラノイアの妄想に見られるような具体的で実在的な人物ではない。しかしそのような非実在的あるいは超越的な「他者」を、それとして意識し、表現するには、かなりの抽象的思考能力を必要とする。だから多くの患者は、それを身近な他人たちに「投影」したうえで体験することになり、一見ここでも外部の他者が問題になっているかのような表現がとられることもある（たとえば隣近所の人たちが自分の一挙手一投足を監視している、学校が自分の部屋にモニターをつけているから、自分のマスターベーションのことが学校中の全員に知られているなど）。しかしここではパラノイアの妄想のように特定の一人の他者だけが名指されることは少なく、もしあっても背後にある無名の他者集団の「首謀者」としてである。もっとも典型的で、見間違えようもなく統合失調症的な表現としては、周囲の空気がおかしい、秘密結社が何かをたくらんでいる、宇宙人が襲ってくる、などがある。それと、これもパラノイアの妄想とは対照的に、患者は自分の妄想内容の事実的な証拠を探そうとしない。その体験は現実界の一角に限局するものではないから、経験的・実証的な証明は有効性をもたないことを、患者自身が直観的に知っているかのようである。

しかし統合失調症において、そのような内面的・超越論的な他者性が患者の自己世界を犯すという現象は、狭い意味での妄想に見られるだけではない。むしろそのような他者性の脅威がもっとも特徴的に現れるのは、自己の行動が逐一他人の意志に操られているという「作為体験／させられ体験」Gemacht-Erlebnis と、自分の考えが他人に伝わる、あるいは自分の考えを他人に抜き取られるという「思考伝播／つつぬけ体験」Gedankenausbreitung, thought broadcasting あるいは「思考奪取」Gedankenentzug の症状である。従来の精神医学でも、この両症状は「自我障害」Ichstörungen と呼ばれて狭義の妄想から区別され、統合失調症の基礎障害を端的に表現する中心的な症状と見なされてきた。常識的に考えれば、主体性がいかに薄弱であっても、少なくとも自己の内面的な自由意志と思考の領域は他者から十分に隔離され、その直接的な干渉から保護されているはずである。ところがここでは、それすら他者の手中に帰して、「自分の」行動が自分ではない他者の自由意思によって遂行され、「自分の」思考が自己の中にではなく他者の中に生じてしまうという、普通には想像しにくい自他の区別の混乱が起こっている。

このような統合失調症の自他の混乱は「自我」の他者に対する明確な境界の不成立として説明されることが多い。しかし、もしそれが相互外在的かつ対照的に考えられた「自己」と「他者」の心理的離隔の意味に解されるならば、統合失調症とパラノイアとの、あるいは健常者にも生じうる他人からの暗示や催眠などの現象との、現象学的な区別は困難になるだろう（実際には、フロイト[3]以来よく知られているように、統合失調症患者こそもっとも暗示や催眠にかかりにくく、したがって心理療法の困難な人物と見なされている）。統合失調症患者に特異的に見られる自他関係を現象学的に理解しようとするなら、「自己」と「他者」の概念についての再検討がどうしても必要となる。

2 安永浩の「パターン理論」

安永浩[4]は一九六〇年以降、イギリスの無名の哲学者ウォーコップ[5]の『ものの考へ方――合理性への逸脱』(原題は『意味への逸脱――説明の本性』)に依拠して、統合失調症について独特の「論理的・幾何学的」な基本障害論[6]を構築している。

安永は次のような(ウォーコップから示唆を受けた)認識を出発点とする。

《われわれは日常、「自」-「他」、「質」-「量」、「全体」-「部分」、「統一」-「差別」などの、いわゆるカテゴリー対の一群を知っている。〔中略〕それぞれ前の項をA、後の項をBとすれば、一、A、Bは各々の見地において完全な分極をなし、第三のものCが介在する余地はない。また一方を欠いては成立しない。二、体験にAという面の存在すること、それを理解しうることの根拠は、もはや他に求めることはできない。それは各人が体験自体から出発すれば直接「わかる」という外ない。自らが議論の出発点になりうるのみである(この意味で公理的、明証的である)。三、上の前提さえあればBは「Aでない方の面」といえばこれに対立し、衝突してくるものとして必ず体験に現れてくる故、導かれ、理解され得る。四、その逆は成立しない(!)。すなわちBを公理として出発することはできないし、また「Bでない方」といったのでは、Aの本質を理解するわけにいかない。この第四項は特に重要である。それはこれらの対が、

単純に相対的な、可換的に平等な対立とはいい得ないことを意味している。》[7]

安永によれば、BのAへの関係は、Aがあれば必然的に Bがあるという「論理的必然性」logical necessity のそれであり、一方AのBへの関係は、Aの無根拠性のゆえに「条件的偶然性」contingency のそれである。《われわれは生きている限り、「自」というものがどんなことを意味するかを、必ずしもつねに「意識的に」ではないが、体験的に知っている》。《「他」とは「自」でないという以上の何ものでもなく、この順序によってわれわれは「自」「他」をともに了解できる》が、《「自」とはわれわれの体験にとって単に「他でない」という以上の何ものか」を意味している》[8]（強調は安永）。

安永は、《前述のような論理関係にあるA、Bという概念対の対立構造を、またさらにはそれを生み出す基盤となり、それによって記述されうるような体験の構造関係を、一般に『パターン』と呼ぶ（パターンは日常の俗語でありすぎるので、この場合はつねにカギつきで用いることにする）》[9]と定義した上で、《分裂病（統合失調症）体験の真に「分裂病的」なる本質部分は、（正常およびその他の病的事態には決して起こらぬところの次のこと、すなわち）「体験の『パターン』において、A、Bの秩序が逆転すること〔中略〕」によってほぼ正確、統一的にあらわしうる》[10]と考え、統合失調症に特徴的なさまざまの症状をこの「『パターン』逆転」によって説明している。例えば、統合失調症の特異的症状としてわれわれも重視している「作為体験」については、心因性憑依体験で「自分の中に、他者が入ってくる」のとは違って、「他者の中に自分が入ってしまう」のであり、「他者」がまず「自明」で、《「自分」はそれにつかまれ、ふりまわされているものである故に、問題とされうるに過ぎない》[11]（強調は安永）。

安永はその後、この『パターン』理論をさらに発展させて、独創的で精緻をきわめた「ファントム理論」を展開することになるのだが、それに立ち入るのは本論の範囲を逸脱することになるだろう。[12]
自他の「パターン逆転」についての安永の理論は、統合失調症に特有で他に類を見ない種類の自己障害を問題にしている点で、刮目すべき論攷であったし、またそれを、自己の自己自身についての経験に本質的・イントリンシックに含まれている、他者に対するプライオリティの不成立として論じるという意味で、本来の一人称的・主観的な精神病理学を目指したものとして、高く評価することができる。しかし私は、この理論が発表された当時から、これが《正常およびその他の病的事態には決して起こらぬ》ものだとする安永の見解には、いささかの疑問を抱いていた。このような「自他のパターン逆転」はむしろ、健常者にも見られる深い宗教体験や美の体験の「本質部分」をなすものではないかと考えたからである。たとえば道元の《自己をはこびて萬法を修證するを迷とす。萬法すすみて自己を修證するはさとりなり》[13]や、これを簡潔に述べた西田幾多郎の《物来って我を照す》[14]は、自己と外界の事物との「パターン逆転」にこそ真理があるとするものだし、詩の世界でいうと、たとえば《「あらゆるもののなかに一つの空間がひろがっている。／いわば「宇宙内部空間」……そして小鳥たちは／しずかにぼくらの体内を飛び交い、自由に伸びようと意志して／ふとぼくがそとに目を放てば、ぼくのうちにすでに青い一本の樹木が生えている」（R・M・リルケ『ヘルダァリーン頌』大山定一訳）では、空間の全体と部分、内部と外部の逆転が美しく歌い上げられている》[15]。
となると、日常的な経験においてふつうに見られ、ウォーコップや安永が通常のパターン秩序と見なしている、「自が他に優先する」というかたちの「正の落差」ないし「順勾配」（これを「自∨他」と表記しよう）は、じつは正常と異常には関わりがなく、実生活の利便のために脳が生み出した有用な錯覚とは考えられないだろうか。むしろ「他∨自」の「負の落差」ないし「逆勾配」のほうが、実利を離れた真実に近いのかもしれない。しかし統合失調症の患者の場合、彼らが「よりよく真実を見ている」というよりも、より基礎的な「障害」のためにこの「健全な錯覚」を構成できないでいるのだとは考えられないか。これが私の長年抱いている疑問の核心である。ついでにいうと、さきに述べたように統合失調症患者の多くが、自己の内面に現れた「他者」を外部の他人に投影し、いわば「外面化」して体験しているのも、この「錯覚」に基づいて習慣化された思考様式が、統合失調症患者においてさえまだその力を失っていないことを物語っている。

3　長井真理の「つつぬけ体験」論

この「自∨他」の優先順位は、ウォーコップや安永のいうように論理的支配関係と見られるだけでなく、「自が他より先」という時間的先後関係（これを「自↓他」と表記する）としても見ることができる。そして統合失調症の「自我障害」では、実際に意識レヴェルで、この先後関係の逆転（他↓自）がはっきり体験されている。

自分の行動がいちいち他人の意志によって操作されているという「作為体験」については、意志が行動を引き起こすというごくわかりやすい理由から、「自」に対する「他」の先行をいうことは比較的簡単だろう。ところがこれと並んでよく見られる「思考伝播」（あるいはそれが被害的色彩をおびた「思考奪取」）では、患者はふつう「自分の考えたことが他人に伝わる（他人にとられる）」というかたちでこれを言語化するために（これも右に述べた錯覚的な思考習慣の産物であり、「思考伝播」「思考奪取」などの精神医学用語もこれをいわば追認している）、あたかも自己の思考が先に出来上がっていて、次にそれがこころならずも他人に伝達されるかのように、つまり「自→他」の優先順位はあくまで保たれたうえで内心が漏洩されているかのように理解されている。しかしこの常識的な理解は実は誤っていて、実際には他人が自分の考えを知るほうが自分が考えるより先で、ここでも他者が自己に先行している（「他∨自」かつ「他→自」である）ということを、すぐれた症例記述によって明確に示したのが長井真理[16]であった。

長井はこの認識に基づいて、「自∨他」の落差を当然の前提とする「思考伝播」や「思考奪取」の名称を避け、これを（患者の用いた言い回しを借りて）独自に「つつぬけ体験」と命名した。そして、そこで他人に「伝播」したり「奪取」されたりするのは、はっきり分節された「思考内容」として成立する以前の、「自分でもまだ内容がわからない」ような「意味」（「頭の中で言おうとすること」vouloir-dire）ではないのかと考えた。彼女が提示しているのは次の三症例である。

症例一（二十六歳の男性）はこういう。《自分の心がこわれていて、つつぬけになる。ほんのちょっとでも思いこむと、すぐつつぬけになって、知らない人にわかっちゃうみたい。思いこむと、ぱっと広がって出るみたい》。長井によれば《この体験において「ぬける」のは、けっして「思考」（Gedanke）ではない。しかしまた、「感情」とか「意志」とかでもない。〔中略〕それはむしろ、思考や感情や意志などがそれぞれ独立の所与として分離してくる以前の「なにものか」なのである。それは、「何」がぬけるのかという問いには言葉をもってして答えることができないような「なにものか」である。つまり、すでに明確な言語形式をとって分節された思考内容がぬけるのではなくて、ある考えが考えとして成立する一歩手前の「ほんのちょっとでも思い浮かんだこと」が、まだ「自分でも内容はわからない」うちに、すでに「ぬける」のである》（強調は長井、以下同じ）。

症例二（四十六歳の男性）の言葉によれば、《ぼくが頭の中で言おうとすることがすぐマスコミにわかって、テレビやラジオがそっくり放送してくる》という。ここでも《頭に浮かんでくる考えが前もってすでに先取りして知られてしまっている》。

症例三（五十六歳の女性）は、他者の「思いが入る」ことによって自己の「考えが取られる」と訴える。患者の素朴な言い回しをそのまま再現すると、《音は文字。書いた文字もしゃべる文字も人がぬいてしまう。そのため、音があっという間になしになる。言葉にする前になしになる。一切よりも何もなし。一秒と育たない。それで先方へ伝わる発音が出てこない。音をつくることができん》。そして《大きい音と小さい音のあいさ（間）に人が入って、大きい音が聞こえないうちに取られちゃうから困る。つまり、知恵がぬけて取られる。知恵に音がくっついていて、知恵を取られると音も取られる。それでよう綴ることができん。知恵が取られるから記憶力もいいふうにつかんし、考えることができん。それで一人（いちにん）立ちができん》。

長井によれば、患者のいう「大きい音」を「能記」signifiant に、「小さい音」を「所記」signifié に対応させるという《容易に思いつく》理解は、《すでに語り出されてしまった言葉についてのみ言える》ことであって、《シーニュがシーニュとして結実する以前の段階では〔中略〕このような区別はまだ不可能である》。「小さい音」はむしろ、言葉が《記号として具現する以前の萌芽的所記（signifié naissant）ともいうべきもの》である。しかし患者自身これを小さい「音」と呼んでいることからみて、これを《「萌芽的能記」（signifiant naissant）と呼んでもさしつかえない》。いずれにしてもそれは、言語的な「記号化」signification を媒体として他人とのあいだで伝達が可能になる以前の、いわば「発生機の状態」status nascendi における「意味志向」ないし「頭の中で言おうとすること」vouloir-dire に相当するものである。これを患者自身は「知恵」と呼んでいる。

このようにして《つつぬけ体験において「ぬける」ものは、実は言葉へと至る以前の意味を志向する動きである。この意味志向は、それが生じたばかりの段階ではまだ自己のものとも他者のものともつかない》。言葉が自己の場で成立するためには、この自他未分の意味志向をそのつど自己の側へ奪いとらなくてはならない。しかし《言葉を表出したその時点で、それまでの「自己の他者への十全な現前」（présence pleine à l'autre）はさまたげられ、自己のある一部の（言語的に表出される）領域のみが他者に伝達されうるものとなる。言葉の表出、あるいは一般的にいって記号化の営みとは、自己の一部の領域を表出することによって、本来の自己自身を他者から隠蔽するという営みである》。《自己とは、それ自身を不断に記号へとすりかえ続けることであり、このすりかえがそのつど「今ここにある私」の場で成立するということが、自己が自己として成立するということに他ならない》と長井は書いている。[17]

自己の成立、それは長井もいうように、自己を「記号」として、それも他者に対して伝達可能な記号であるよりも前に、自分自身に対する記号として不断に生み出すことによって、自他未分の状態での他者への直接的な現前を、「自己」へと限定することによってのみ可能となるだろう。この「自己」

の限定は、当然のこととしてそれと補完的に、そのつど出会ってくる非自己を「他者」として記号化し、限定することになる。こうして、意識面における「他者」は自己の自己限定作業の「系」として成立するものとなり、ここには当然、安永のいう「自∨他」の「正の落差」が生み出される。

しかし、そもそもこの自己限定が、そのつどすでに出会っている他者への自己の直接的現前の記号化であり限定である以上、「つつぬけ体験」で「ぬける」とされる言語以前、記号化以前の意味志向は、当然「自己」の成立に先立つことになる。そしてもし統合失調症患者の場合のように、この意味志向を自己の側へ奪い取って「自己」を成立させることに成功しなかったなら、この自他未分の現前は、その「自己」に対する先行性を保ったままで非「自己」化し、他者化することになって、「つつぬけ体験」のかたちをとることになるのだろう。

4　ノエシスに先行するメタノエシス

統合失調症患者の病的症状においては、この「他者の自己に対する先行性」（安永のいう「パターン逆転」あるいは「他∨自」の「逆勾配」）が「体験」のレヴェルで意識の表面に現れ、患者はこれを異常な事態だと感じとっている。これはたしかに統合失調症に特異的なことだといってよいだろう。しかし、もしわれわれが自分の経験や行動を意識下で動かしている潜勢的なダイナミズムを注意深く内省してみるなら、実はこのような「逆勾配」は、統合失調症といった病的な例外状態や、右に触れた宗教体験・美的体験などの非日常的な場面にかぎらず、通常の日常生活でも随所にみられるものであることがわかる。

たとえば何人かで親しく談話を交わしている状況で、自分が一見まったく独自に、自発的に考えたように思われる内容が、実は全体の話題の流れや雰囲気によって強く拘束されているということが、稀ならずある。この場合、自分にとっては他なるものであるはずの状況全体の流れが、自分の思考に時間的にも方向指示的にも先行し、自分の行動を強く拘束していると言わなくてはならない。

あるいは幼児期を方言の強い地方で過ごし、その後都会で長く暮らして標準語を話すようになっているのに、あるとき思いがけず幼友達に出会ったとたんに、むかし話していた方言がまったく反射的に口をついて出るという経験を持っている人も少なくないだろう。この場合には、時間的に遠く離れた過去の状況拘束性が現在にまで作用を及ぼして、その人の現在の行動を規定していることになる。

さらにもう一つ例を挙げるなら、何人かで演奏している合奏音楽では、それぞれの演奏者は自分の楽器で自分のパート譜のみを追いながら音を出しているのに、独奏のときとはまったく違って、合奏全体の音楽の動きが自分自身のそのつどの演奏に方向性を与えつづける。そもそも音楽の演奏というものは、そのつどの未来を（フッサール的に言えば「予持」的に、[18] ヴァイツゼカー的に言えば「プロプレシス」的に）[19] 先取しつづけることによってのみ可能になる。それが合奏音楽においては、各演奏者は彼自身の未来よりもむしろ合奏全体の未来を先取しなくてはならず、その意味で合奏全体が各演奏者個人の未来を完全に限定するということになる。そこでは各演奏者が、自分以外の人の演奏する音まで含めた合奏全体を、まるで自分自身で演奏しているかのような錯覚を抱きがちとなるが、これは一歩間違えは、「自分の演奏が自分以外の人によってコントロールされている」あるいは「自分が演奏しようとしていた音楽をそっくり他人が演奏している」というかたちをとって、統合失調症まがいの体験を引き起こしかねない。

私は以前、個的主体どうしの「間主体的」な関係を考察するために、このような合奏の体験を詳細に分析したことがある。[20] そこで私は、フッサールの「ノエシス」概念を拡大して、個人の意識がそのつどの認識対象を構成する志向作用だけでなく、個人のすべての生命的行為に目的志向性を与えている産出的な原理を「ノエシス的」と形容したうえで、次のように書いた。《主体と主体との「あいだ」は、〔中略〕主体内部のノエシス的な「あいだ」をつつみこむことによって、一つの統合的なノエシス的原理として働くことになる。それは個別的なノエシス面を統合する高次のノエシス面であるから、そのありかたは「メタノエシス的」な原理と呼ぶことができるだろう》[21]。

「ノエシス」を個別的な自己の意識に属する行為的・志向的な活動とすれば、「メタノエシス」はこのノエシスを自らの「個別化」としてそのつど限定しながら、それ自体は「自他未分」にとどまる、集団全体の行為的・志向的な活動と見ることができる。言い換えれば「メタノエシス」は、そのつどの個体における現勢的 actuel な活動がそれ自身の自己限定として発生する、マトリックスとしての潜勢的 virtuel な「源泉」に他ならない。そしてその方向性は、論理的にも時間的にもつねに「メタノエシス→ノエシス」、「集団→個別」、「virtuel → actuel」であって、その逆ではない。個別的自己の意識から見れば、これは当然、「他∨自」の様相を呈することになる。

この「集団∨個別」の現象がもっとも典型的に見られるのは、動物の群の集団行動においてである。

人間のように個別的自己意識の形成されていない動物の場合（さらには植物や、細菌などの単細胞生物も含めて）、集団に所属する各個体は、単に物理的に分離しているだけの、集団全体の部分と見なすべきだろう。そしてこの群生集団全体こそを、それ自身一個の生命単位として、いわば「個体」として理解しなくてはならないだろう。アリやハチのような社会性の昆虫に見られる分業も、人体内部の個々の器官の分業と同様に、集団全体の生命的調節機構に完全に従属している。ここではメタノエシスからのノエシスの自立は、まだほとんど実現されていないものと考えてよい。

社会生物学者のエドワード・O・ウィルソンは、パール・バックの『大地』で有名になったトビバッタ（飛蝗）の大発生と集団移動について、次のように書いている。

《トビバッタは世界中の乾燥地域に棲息する。〔中略〕個体群の成長の最盛期に高密度となると、三世代かかって相変移を起こす。まず第一世代の孤独相（solitaria phase）（トノサマバッタと呼ばれる）が高密度となり、第二世代には中間的な転移相（transiens phase）となり、第三世代で群生相（gregaria phase）となる。最終段階の成虫は、色が黒く、からだが細長く、長い翅をもち、脂肪はふえ体水分は減少し、動きも活発となる。要するに、飛行にすぐれた性質をもつようになる。また、染色体も減数分裂時にキアズマがふえ、その結果、組換え率が高まり、おそらく遺伝的な適応力が増大するものと思われる。最終的には、幼虫と成虫の両方とも強い集合性を示し、進んで寄り集まり、莫大な数の個体が群飛をするようになる。ひとたび動き始めると、成虫は長距離を移動し続ける。二二〇〇キロメートルも離れたエリトリアからソコトラ島までの外洋を一気に群飛することも多い》[22]。

ふだんはそれほど密集した群を作らない「孤独相」のトノサマバッタが、多雨の季節に異常な大発生を来たして高密度になると、三世代をかけて著明な形態変化（相変異 phase change）を起こし、以前は別種と見なされたために「トビバッタ」という別の名を与えられた、別の姿に変身する。このトビバッタは、おそらく数億匹にも及ぶであろう「群生相」の大集団を作る。右にも述べたように、この大集団は、いわばその集団全体が、それ自身のメタノエシス的／ノエシス的な意志と志向性を備えた、一個の「個体」individual というべきものであって、高密度になった結果の食糧不足という環境要因に対処するために、一斉に集団飛行を開始して農作物に甚大な被害を与えることになる。

このいわば「集団の個体性」と関連して、いま一つ注目すべき事実がある。トノサマバッタ／トビバッタは、この「一個の個体」としての集団を作るために、三世代をかけて相変移を起こし、その形態をすっかり変化させる。この事実は、この三世代を「通時的」な意味での一個の「個体」と見なさなくてはならないことを物語っている。人間の場合には、やはり個別的自己意識の成立のために、親子のような二世代間ですら「自＞他」の優先順位が――ことによると過剰なまでに――確立している。しかしそこですら、例えば母子間の癒合的な関係に象徴されるような一体性が、完全に消滅しているわけではないだろう。この通時的な世代間自他関係の問題は、今後の重要な考察課題になりうるものと思われる。

生物の生態における個体と集団の関係を考えようとすると、どうしても進化論の基本的なパラダイムを問題にせざるをえない。周知のように、ダーウィニズムが進化を個体レヴェルでの自然選択によって説明しようとしたのに対して、今西錦司は進化を種ないし集団全体の適応の関数として理解し、種は「全体」として、変わるべきときが来たら主体的に変わるのであって、個体はむしろ種の「部分」として、種とともに変化するのだと主張した。

《個体が種の中に含まれているといえるとともに、どの個体の中にも同じように種が含まれている。〔中略〕個体はすなわち種であり、種はすなわち個体である》[23]。

彼のいう「種の主体性」の着想には、「世代」についての「通時的」な見方も含まれている。

《そもそも種とはなんであったか。それは一つの血縁共同体として同じ身体をもつゆえに同じ生活をなし、同じ生活をなすゆえに同じ身体をもった個体の地域的な拡がりであった。しからばいまこれを一歩進めて考えると、同じ生活をなすものであるゆえに彼らは同じ生活の方向をもち、したがって同じ変異を現すべく方向づけられているといえるであろう。それはかならずしも全個体が同時に変異を現すものでなくてもよい。世代を重ねて行くうちに次第にそのような変異を呈する個体の数が増して行って、いつの間にか種自身が変わってしまうのである》[24]。

われわれのように「共時的」にも「通時的」にも集団全体を個体と見なす立場に立つならば、進化の単位を個体とみるダーウィニズムと、それを種の全体と見る今西進化論との論争は、およそ意味をなさなくなる。また、個体を「乗り物」として自身の適応を拡張しようとする、「利己的な遺伝子」を進化の単位とみる考えは、皮肉なことにむしろ今西説を補強するものとなるだろう。

5 「生と死」の問題

先に述べた安永の統合失調症理解に大きな示唆を与えたウォーコップは、彼のいう「パターン」のもっとも基本的なものとして、「生」と「死」の「パターン」を挙げている。

《もしも私が一つのものが死んだことを知るならば、私は論理的必然として、そのものが生きていたことを知る。〔中略〕しかし、もしも私が一つのものが生きていることを知るならば〔中略〕そのものの死は、そのものの生きていることを含むものではなくして、ひとつの条件的偶然に過ぎない》[25]。《死は生の否定である。〔中略〕生は死の否定ではない。〔中略〕生きていながらけっして死ぬことのない人々に関する伝説ならば、われわれは現にそういうものをもっている。しかし、いつも死んでいて一度も生まれたことのないような人々の伝説というものは不可解となるであろう》[26]。

生と死をこのように「生>死」そして「生→死」の「順勾配」で捉える見方は、あくまでも個人の生死観を中心に置いた、いわば「健全」で常識的な理解というべきだろう。そのような理解では、「死」は「生きている」人々がそこへ向かって「死んでゆく」先であり、そのかぎりにおいて方向はあくまで「生から死へ」であって、生は死に先立っている。そしてそのような生死観においてなら、「死」は「生の否定」であるが「生」は「死の否定」ではない、という言い方ができるだろう。しかし、個別的な生きものが、そこへ向かって死んでゆくこの「そこ」の場所、それははたして「死」であろうか。

この「そこ」の場所では、個人の生命はもはや営まれない。だから、現に生きている個人を中心において考えるかぎり、「そこ」には個人の生命はもはや存在しないというべきだろう。このようにして生命を終えて行き着くところ、それはもちろん「死」の場所でしかないことになる。

しかしいま、われわれのパースペクティヴを、そのような個人あるいは個体の視点から、集団あるいは種の視点へと移してみる。するとたちまち、この「そこ」は、種を構成するもろもろの個人たちや個別的な生きものたちが、そこから生まれてくる場所に、つまり個々の個人や生きものの生命がまだ存在しない場所に、姿を変えないだろうか。つまり個人の、というよりもありとあらゆる生きものの個体の生命がそこから生成してくる、根源的な「生」の場所だということにはならないだろうか。そして実際、この地球上に「生命」といわれるものが誕生して以来の数十億年のあいだ、それは個々の生命体の生滅をよそに、つねに変わらず「根源的生命の場所」であり続けてきたのではないか。

これは、ヴァイツゼカーが《生それ自身はけっして死なない。死ぬのは個々の生きものだけである》[27]というときの「生それ自身」にあたるだろう。この「生それ自身」を、抽象的・観念的な概念と解してはならない。われわれ自身を含めたもろもろの生きものたちが「生きている」という、このうえなく具体的な事実は、個々の生きものがこの「生それ自身」との関係を保っていることによってのみ成立している。この関係が絶たれたとき、その生きものは死を迎える。しかしその場合でも、その「生それ自身」は他の生きものたちの「生の根源」として、依然として「生き」続ける。そうやって数十億年の生命が受け継がれてきたのである。

フロイトは、《もし例外のない経験として、あらゆる生きものは内的な理由から、死んで無機界に還るins Anorganische zurückkehrt という仮定が許されるなら「あらゆる生の目標は死である」としかいえないし、さらに徹底すれば「生のない状態 das Leblose が、生のある状態 das Lebende より以前に存在した」としかいえない》[28]（強調はフロイト）という。これが彼のいう「死の欲動」である。右に「個別的な生きものがそこへ向かって死んでゆくそこの場所」と書いておいた場所、ウォーコップの「健全」な理解では「生」より後にしか位置づけられない「死」の場所は、ここではっきりと「生」より以前にある場所として位置づけられている。だから「死の欲動」は、この個別生命（有機体）以前の、いわば「生死未分」の場所（無機界）に還ろうとする、反復強迫として理解されているのである。

これは、以前に本誌でも論じたことのある「ゾーエー」と「ビオス」の関係としても捉えることができるだろう。[29] ケレーニーは、古代ギリシア人が「生命一般」を指して用いた zoé と、個別的な生命を指して用いた bios の二つの語について、《ゾーエーは、自分が破壊されるという経験を認めない。それは終りのない、無限の生として経験される。それは、ビオスという有限なかたちで生ずるあらゆる生の経験とは違ったものである》[30]としながらも、《ゾーエーは（フロイトのいう）死の欲動の前提であり、死はゾーエーと関係することによってのみ意味がある。死は〔中略〕それぞれの個別的なビオスに含まれるゾーエーの産物なのである》[31]ともいう。そして《死がどういうものでありうるかを、彼ら（人々）は高揚した生の絶頂で経験し、そしてゾーエーの蕩尽に酷似した性の蕩尽のうちで、ほとんど死といえるものを経験した》[32]という。ディオニューソス的な「性の蕩尽」が「ほとんど死といえるもの」であるというのは、単なる比喩として捉えるべきではないだろう。新たな個体を生み出す「性」は、そのまま「生の淵源」として、「生以前」の「生死未分」の場所に直結しているのだから。だからニーチェも、ゾーエーの化身であるディオニューソスと、ビオスの個別化を司るアポロンという二柱の神について、《見よ、アポロンはディオニューソスなくしては生きえなかった》[33]というのである。

「原・生命」は、同時に「原・死」でもある。「生」と「死」は、ウォーコップの見るように水平的前後関係にあるだけでなく、種ないし集団の「ゾーエー」と個体の「ビオス」との垂直的生成関係にもある。メタノエシス的な「種の主体性」とノエシス的な「個の主体性」との、垂直的な限定の関係にある、といってもよい。

6 「生と死」「自と他」の「逆対応」

本稿を閉じるにあたって最後にいま一つ、同じこの「逆勾配」を、統合失調症の臨床場面における「生∨死」の「死∨生」への逆転という点からも見ておきたい。

われわれ精神科医にとっては、患者の自殺をどうすれば予防できるかが、つねに最大の関心事の一つとなっている。自殺の可能性の高い病気としては、周知のように鬱病、あるいは躁鬱病の鬱状態がある。しかしこの場合には、精神科医としての十分な訓練と経験を積みさえすれば、ある程度まで自殺を予知し、予防することも不可能ではない。一般には、鬱病の発症直前や軽快期に入る前後、躁鬱病の場合には躁病態から鬱病態へ、鬱病態から躁病態への移行期など、病状の基本的なモードが急激に転換するいわゆる「臨界期」に、自殺の危険がとくに高まるものと考えられている。

ところが統合失調症患者の場合には、どのように熟練した精神科医にとっても、この自殺予知と自殺予防が、ときにほとんど不可能といえるまでに困難である。わたし自身も、半世紀にわたる臨床医としての人生において、何人かの患者を自殺によって失ってきた。自殺だけではない。周囲の他人に対して、常識的に理解できるような動機のない殺意をいだいたり、ときには実際に殺人にまでいたる例も、絶無とはいえない。そのような自殺や暴力行為が、やはり症状の急激な出現や消褪の近傍といった臨界期に多いという、一応の通則はある。しかしこの通則に反して、患者がある日突然、日常的にも臨床的にもなに一つ思い当たる理由なしに自殺や殺人を実行するというケースも、残念ながら少ないとはいえない。

統合失調症患者に特徴的な、この一見「こともなげ」な自殺は、健全な人間の日常性を強く支配している「生>死」の「順勾配」に、つまり生を絶対的に死より優先するという「本能的」な重点配分に、なんらかの「狂い」が生じているためだと考えざるをえない。ここではいわば、生と死を隔てている通常なら無限に遠いはずの距離がほとんど無視しうるまでに小さくなって、患者に自殺をためらわせるものは、自殺の実行にともなうことが当然予想される苦痛以外、なにひとつないかのようである。ときにはむしろ、自殺によってはじめて真の「自己実現」が、つまりは真の意味での自己の「生」が求められたのではないか、自殺に至るまでの患者の人生は、患者にとって「自己」ではなくて「他者」の人生を生きていたと言えるのではないか、と思わせるような例もある。

「生と死」の関係と「自と他」の関係、ことに「死」と「絶対的他者」の共属性については、従来から哲学的にも多くの議論がなされてきている。しかし、統合失調症患者の特異な自他関係は、この問題に新しい角度から照明を与える契機となりうるのではないかと思われる。

西田幾多郎はその晩年に、自己と絶対者（神）との絶対矛盾的自己同一の相互関係を「逆対応」と表現し、これは「絶対の自己否定」あるいは「死」によってのみ成就するものと考えた。《相対的なるものが、絶対的なるものに対すると云ふことが、死である。我々の自己が神に対する時に、死である。〔中略〕相対的なるものが絶対者に対するとは云へない。又相対に対する絶対は絶対ではない。それ自身亦相対者である。〔中略〕我々の自己は、唯、死によってのみ、逆対応的に神に接するのである》。[34]《神は絶対の自己否定として、逆対応的に自己自身に対し、自己自身の中に絶対的自己否定を含むものなるが故に、自己自身によって有るものであるのであり、絶対の無なるが故に絶対の有であるのである》。[35]

この「逆対応」の概念は、数学の群論における「逆元」の考えから着想されたもので、[36]哲学では通常、西田のいう「絶対矛盾的自己同一」の「矛盾面」を表したものと考えられているようであるが、本論でのわれわれの文脈に引きつけていうと、自己の個体としての生死が、生死を絶した絶対的な「生即死、死即生」の場所（ディオニューソス的なゾーエー）に相対したときの、「死∨生」「他∨自」の「逆勾配」のことを言おうとしているとは考えられないだろうか。

ヴィクトーア・フォン・ヴァイツゼカーは、神経生理学的な実験と、臨床神経内科医としての実践を通じて、西洋の思想家としては西田幾多郎におそらく最も近い思索を残した人である（とくに、「矛盾的同一」や「非連続の連続」などの概念は、彼の中にもほとんどそのままのかたちで認められる）。彼は、われわれの「自己」の概念にほぼ対応すると見なしうる「主体」Subjekt の概念を、《心的な現象》psychische Erscheinung との結びつきをまだ残している《自我》Ich の概念から切り離して、《自我と環界との対峙の根底にある原理》das seiner [des Ichs] Gegensetzung zur Umwelt zugrunde ligende Prinzip と定義し[37]、その上で《主体とは確実な所有物ではなく、主体を所有するためにはそれを絶えず（それを喪失する危機／転機 Krisen を通過しながら）獲得しつづけなくてはならない。主体の統一 Einheit と対称の統一は対をなしている。環界に属するいろいろな対象や出来事が知覚や動作において統一を構成しているのは、ひたすら〔そのつどの転機において知覚や運動の機能を組み替える〕機能変換 Funktionswandel によるものであるが、それと同様に主体の統一も、非連続と転機を乗り越えて不断に繰り返される回復 Wiederherstellung〔すなわち「死と再生」〕においてはじめて構成される》[38]と言う。

ここでヴァイツゼカーが言おうとしているのは、本来の主体／自己は、それとともにまた本来の意味での「対象」Gegenstand も、自己が不断にその「死」をくぐり抜けて「再生」Wiedergeburt を繰り返すことによって、はじめてそのつど獲得されるものだ、ということである。「大死一番乾坤新なり」の境地と言ってよいだろう。

自己が他者との「あいだ」を自己自身へと限定し返すことによって、はじめて自己自身となりうるという「自他の逆対応」が、極めて薄められた程度にではあれ、またたいていは隠蔽されて気づかれないかたちでではあれ、日常の他者関係にもたえず認められるということを、われわれは見てきた。さらにヴァイツゼカーは、自己の生が自己の死と再生によってはじめて成就するという「生死の逆対応」が、臨床医学の分野でもはっきり取り出されることを述べている。これは、西田が「絶対の他」と呼んで、その宗教的表現として「神」を考えた絶対者が、個々の日常的な他者の背後にもつねに開け、死が日常的な生の背後にもつねに控えていることを物語るものだろう。一般の「健常者」ではこの「逆対応」が徹底的に隠蔽され、「生∨死」「自∨他」の「順対応」の方がその日常性を完全に支配しているのだが、これは恐らく「ヒト」という種の存続を目的としてその遺伝子のプログラムに書き込まれた、「生の論理」に従ってのことにちがいない。

統合失調症の患者では、なんらかの（やはりおそらく遺伝子レヴェルでの）「変異」のために、個体の生の機構と生命全体の生の機構との——すなわちビオスとゾーエーとの——統合に、大きな問題が生じているのではないか。それで患者は、ふつうなら自らのビオスの個別性を保持するために「実利的」にしつらえられている、「健全」な「自∨他」「生∨死」の「順対応」を、確保しえないのではないかと考えられる。そこから、西田が神と人との関係として提示した「逆対応」を彷彿させるような「他∨自」「死∨生」の「逆勾配」が、臨床的・経験的な事実として出現するのではないか。本論では、この「経験的事実」としての「逆対応」を、統合失調症にきわめて特異的に出現する「自我障害」、ことに他人が自分の考えをあらかじめ知ってしまっているという「つつぬけ体験」（長井）の実例と、統合失調症患者の自殺が予測困難であるという臨床経験に即して考えてみた。この考察が、自他関係についての哲学的論攷に寄与するところがあれば、望外の幸いである。

1　この相違に関しては、木村敏「妄想的他者のトポロジイ」『木村敏著作集 1』弘文堂、二〇〇一年、三五九頁以下を参照。

2　R. Gaupp: Der Fall Wagner. Eine Katamnese, zugleich ein Beitrag zur Lehre von der Paranoia. Z. Neurol. 60, 1920, 312.「教頭ワーグナーの症例」宮本忠雄・平山正美訳『精神医学』二三巻、一九八一年、六一一頁以下および七二五頁以下。症例ヴァーグナーは小心・敏感な性格で、自分の異常な性行動を、彼が教師として勤務していた村の全員が知っていて噂をしているという妄想を抱き、自分の妻と四人の子供を殺害したうえ、その村に放火して九人を殺し一一人に重傷を負わせた。本格的なパラノイア論の嚆矢とされる。

3　フロイト「ナルシシズム入門」懸田克躬・吉村博次訳『フロイト著作集 5』人文書院、一九六九年、一〇九頁以下。

4　安永浩「分裂病の基本障害について」『精神神経学雑誌』六二巻三号、一九六〇年、四三七頁以下（安永浩『分裂病の論理的精神病理――「ファントム空間」論』医学書院、一九七七年所収）。

5　O.S. Wauchope: Deviation into sense. The nature of explanation; London, 1948. 深瀬基寛訳『ものの考へ方――合理性への逸脱』弘文堂、一九五一年）。

6　安永浩、上掲書のほか、とくに『精神の幾何学』岩波書店、一九八七年。

7　安永浩「分裂病の基本障害について」『分裂病の論理学的精神病理――「ファントム空間」論』一六～一七頁。なおウォーコップ自身はA、Bのプロトタイプとして「生と死」を考えているが、安永はこの基本的な「パターン」に触れていない。これはわれわれの立場との根本的な区別を表す違いであって、本論における以下の議論にとって重大な意味をもつ。

8　同、一七～一八頁。

9　同、二二頁。

10　同、三五頁。

11 同、七三頁。
12 同書第二章以下および安永浩『精神の幾何学』岩波書店、一九八七年を参照。
13 道元「正法眼蔵第一――現成公按」『正法眼蔵・正法眼蔵随聞記』（日本古典文學大系 八一）岩波書店、一九六五年、一〇一頁。
14 西田幾多郎『西田幾多郎全集 第九巻』岩波書店、二〇〇四年、四二六頁。
15 木村敏「精神分裂病の症状論」『分裂病の現象学』弘文堂、一九七五年、二一三頁（『木村敏著作集 1』二八六頁）。
16 長井真理「「つつぬけ体験」について」、『臨床精神病理』二巻、一九八一年、一五七頁以下（長井真理『内省の構造――精神病理学的考察』岩波書店、一九九一年所収）。
17 長井真理『内省の構造』四三～四四頁。
18 E. Husserl: *Zur Phänomenologie der inneren Zeitbewußtseins.* HA X, Nijhoff, Den Haag, 1966, S.53f. 立松弘孝訳『内的時間意識の現象学』みすず書房、一九六七年、七〇頁。
19 ヴァイツゼカー『ゲシュタルトクライス』木村敏・濱中淑彦訳、みすず書房、一九七五年、二二九頁。
20 木村敏『あいだ』ちくま学芸文庫、二〇〇五年、三六頁以下。
21 同、四五頁。
22 エドワード・O・ウィルソン『社会生物学 一』伊藤嘉昭監修、思索社、一九八三年、一六四～一六五頁。
23 今西錦司「生物の世界」『今西錦司全集 第一巻』講談社、一九七四年、一二三頁。
24 同、一四七頁。
25 ウォーコップ前掲書、邦訳二一頁。
26 同、三〇頁。
27 ヴァイツゼカー前掲書、三頁。

28 S. Freud: Jenseits des Lustprinzips. (1920), Studienausgabe Bd. III, Fischer; Frankfurt, 1982, S.248.（フロイト「快感原則の彼岸」小此木啓吾訳『フロイト著作集 6』人文書院、一九七〇年、一七一頁参照）。

29 木村敏「生命論的差異の重さ」日本哲学史フォーラム『日本の哲学』第三号、昭和堂、二〇〇二年（木村敏『関係としての自己』みすず書房、二〇〇五年所収）。

30 カール・ケレーニー『ディオニューソス』岡田素之訳、白水社、一九九三年、二〇頁。

31 同、二二二頁。

32 同、三七〇頁。

33 ニーチェ『悲劇の誕生』塩屋竹男訳、ちくま学芸文庫、一九九三年、五一頁。

34 西田幾多郎『西田幾多郎全集 第十巻』岩波書店、二〇〇四年、三一四～三一五頁。

35 同、三一六頁。

36 この点に関しては、大橋良介『西田哲学の世界――あるいは哲学の転回』筑摩書房、一九九五年、八五頁以下、および檜垣立哉『西田幾多郎の生命哲学――ベルクソン、ドゥルーズと響き合う思考』講談社現代新書、二〇〇四年、二〇九頁以下を参照。

37 V.von Weizsäcker: Der Gestaltkreis.Theorie der Einheit von Wahrnehmen und Bewegen. Gesammelte Schriften 4. Suhrkamp; Frankfurt, 1997, S.299.（ヴァイツゼカー前掲書、二七五～二七六頁）。なお、ここで「心的な現象」psychische Erscheinung と書いた部分は、一九四〇年にライプツィヒのティーメ社から出版された『ゲシュタルトクライス』の初版本によるものである。戦後シュトゥットガルトの同じティーメ社から出版された第三版以降では（ズーアカンプ社からの全集版も）、この個所が physische Erscheinung（物的／身体的な現象）になっており、前掲の邦訳もそれに従っている。しかし、文脈から見て、これは明らかに出版社の移転にともなう改訂版の誤植だと思われる。

38 Ibid., S.300-301（邦訳『ゲシュタルトクライス』二七七頁）。

二章

物語としての生活史

1　現象学的精神病理学が可能である条件──症状から成因的障害へ

私が精神病理学の領域で仕事をはじめたときから現在に至るまで、絶えず私の念頭を離れることのなかった疑念がひとつある。それは、精神病理学、とくに現象学的精神病理学と呼ばれる学問が、多くの哲学者の言説を参照し、さらにそれを土台にして自らの思索を展開する、その手法の正当性に関する疑問である。臨床の営みである精神病理学が、本来的に「机上の学」である哲学に依拠することは、はたして許されることなのだろうか。もしそれが可能であるのなら、それを可能にしている条件はいったい何であるのか。この疑問と、それに対する私なりの解答への模索が、現在に至るまでの私の精神病理学を支え、そして動かしてきたということができる。

精神医学は経験の学であるから、精神科医自身が哲学することは慎むべきだという、ビンスヴァンガー自身ですら口にしている戒めは、それはそれとして重い。しかしこれは「哲学する」という行為をどう理解するかに関わる問題であって、反論は可能である。つまり、同じように「経験の学」あるいは「経験的技術」に関する領域でも、「哲学する物理学者」や「哲学する建築家」は十分に存在しうるわけであり、これは要するに実験や制作を「もの」レヴェルのリアリティとして即物的に経験するか、それともそこになんらかのイデア的で「こと」的な現実を見てとるかの姿勢の違いに帰着する。学としての精神病理学の創始者であるヤスパースは、自らの方法を「現象学的」と規定しながら、この「現象」の範囲をあくまでもカント的な意味での「経験」に限定した。[1] しかし、ビンスヴァンガー以後の現象学的精神病理学が、この狭い意味での「経験」を超えた超越論的な探究を志していることは、あらためて述べるまでもない。

同じことを、精神病理学 Psychopathologie は病態心理学 Pathopsychologie ではない、と言い換えてもいいだろう（この両者は多くの場合に同一視されている）。精神病理学は、精神医学という臨床の場での、精神障害を手がかりにした人間的パトスの学としての「病理学」Pathologie なのであって、正常心理と経験的にのみ対比されるような異常心理を扱う病態心理学にとどまるものではない。人間の経験的心理面をその発現の舞台とする根源的なパトスの病態を究明しようとする場合、その方法は当然ながら経験的な次元を超えた、超越論的ないし哲学的なものとならざるをえない。

しかし私が永年抱き続けてきた疑念は、それとはやや別の連関に属している。つまりそれは、対人関係の学である精神病理学がそのような超越論的探究に携わるとき、それはどこまで、ある哲学者その人の思惟を参照枠とすることができるのかという問題に関わっている。デカルトにしても、あるいはカントにしても、あるはフッサールにしてもハイデガーにしても、彼らがそれぞれの哲学的思索の出発点とし、また超越への踏み切り台とした経験は、有名なデカルトの「炉端の懐疑」が物語っているように、例外なく彼ら自身の意識的所与への内省から得られたものだった。もちろん、彼らが周囲の人たちとのあいだで交わした対話や議論が、その思想形成に大きな役割を演じていたということはあるだろう。しかしその場合でも、彼らの哲学的言表を第一次的に支えているのが、彼ら自身の、いってみれば「私的」で各自的な思惟における明証性であるという事情には、なんら変わりがない。

フッサールは周知のとおり、この哲学的営為の本来的に私的な主観的性格に公共的な客観性を保証するものとして、「間主観性」ないし「相互主観性」の概念を要請した。しかしこれはあくまで、一次的には「私的」で「各自的」である各主観相互間に、「自己移入」によって非直接的・二次的に形成される共同性とみなされるべきもので、現象学的直観の各自的性格を否定するものではない。

もしそうであるならば、現象学的精神病理学を標榜する精神科医が、臨床の現場で患者の「自己世界」について試みている――いわば「二人称的」な――「現象学的」言述は、どこからその正当性をえてくるのだろうか。精神病理学が「異常」な精神現象についての外面的な評論にとどまることなく(外面的評論にとどまる自称「精神病理学」がけっして少なくないのも残念ながら事実なのだが)、あくまでも治療の学としての臨床医学の一分野であろうとするかぎり、精神病理学的言述は、患者という精神科医とは別の主観の内部で展開されている、別の世界の出来事について、あるいは別の生き方について、その「他者性」ないし「異他性」を十分に尊重した上でなされるのでなくてはならない。もしそれが、精神科医自身の体験や生き方をドクサとして前提したうえでの自己移入によってなされる言述にとどまるならば、それはある種擬似宗教的な教説の言明と、本質的に大差ないものになるだろう。精神病理学は医学の一分野であるかぎり、自然科学のそれとは異なった意味においてではあれ、やはりある種の「普遍的客観性」をもとめなくてはならない。自分とは別の人間である患者の自己世界や生き方について、現象学的精神病理学がなんらかの普遍的に妥当する言述を行いうるとすれば、それはいかなる根拠に基づいてのことなのか、それをなによりもまず問わなくてはならない。

ここでわれわれの注意を引くのは、さきに言及したヤスパースが、自らの現象学的方法について次のように書いていることである。

《現象学の課題は、患者たちが現に体験しているいろいろな心的状態を、自分のこころにまざまざと思い浮かべ uns anschaulich zu vergegenwärtigen、それらの近縁関係を勘案し、それをできるかぎり明確に限定し、区別し、それに確定的な用語を与えることである。……そのためになによりも役立つのは、われわれが患者との個人的な会話 persönliche Unterhaltung のなかで、引き出したり検討したり provozieren und prüfen して、もっとも完全かつ明白にかたちにすることのできるような、患者の自己陳述である。患者自身が文書のかたちで書いたものは、内容的にもっと多くのものを含んでいるかもしれないが、これはそのまま受け取っておくより仕方がない。》[2]

「本質直観」を断念して経験的な「事実」の忠実な記述のみに徹しようとしたヤスパースの「禁欲的」な姿勢をもってしてもなお、自身の「現象学的」方法の最善の手段として、患者との「個人的な会話」を要請し、内容的にはより豊富な、文書による自己描写には二次的な意義しか認めていないことは、（彼が『ストリンドベリとファン・ゴッホ』[3]という病跡学の古典的著作の著者であることを考えるとなおさらのこと）注目に値する。彼の言おうとしているのは、患者の内面的体験を「まざまざと思い浮かべる」sich anschaulich vergegenwärtigen（これは「直観的に現前化する」と訳出することも可能である）ためには患者と対面する二人状況が必要だということである。ヤスパース自身はその理由として、それによって（補足的な質問によって）患者の自己陳述を「引き出したり検討したり」することができるということを挙げている。しかし果たしてそれだけだろうか。彼が自覚していなかった、あるいは受け入れようとしなかった、もっと重要な理由があるのではなかろうか。

ヤスパースが、患者と対面しながら、いっさいの先入見を排して忠実に記述しようとした患者の内面的体験という「経験的事実」は、本質的に患者の精神症状に関するものである。彼の『精神病理学総論』は、さまざまな精神症状について、それらと他の症状との「近縁関係を勘案し、できるかぎり明確に限定し、区別し、それに確定的な用語を与え」ようとする努力によって、百年後の現在に至ってもなお、精神医学的症状論の「法典」Kodexとしての古典的価値を失っていない。

しかし症状というものは、これをその基礎にある病気との関係で見るならば、病気がそれを媒介にして自らの存在を告知sich meldenする単なる「現れ」Erscheinung、つまりカントの意味での経験的な「現象」にすぎない。それとは違って、ビンスヴァンガーとミンコフスキに始まる現象学的精神病理学が——とりわけ統合失調症（精神分裂病）の臨床において——求めていたものは、ハイデガーが「それ自身において自らを示すもの」das Sich-an-ihm-selbst-zeigendeと定式化した意味での「現象」Phänomenであり、具体的には、現実との関係において自らの生を生きている人間の「あり方」ないし「生き方」であった。この生き方が現実とのあいだに齟齬を来した場合に、そこからさまざまな症状が生み出される。その意味でこの「病的」な生き方を、「成因的障害」trouble générateurと呼ぶことができる。それを見出そうとする現象学的な面接について、ミンコフスキは次のように書いている。

《患者と向かい合って座り、彼の話に入念に耳をかたむけ、その秘密を見抜こうと努力する。ある瞬間、ときにはたった一つの字句をきっかけにして突然に、どうしてかよくわからないのに光が差し込んでくる。全体の本質を知りえたという確信、基本的障害、成因的障害が見つかったという確信が生じる。この成因的障害とは、表面に現れて記述の対象となりうるような他のすべての障害を、まるで土台石のように支えているものである。この場合にわれわれは、ベルクソンのいう直観とまったく近似のものとして、現象学的直観という言葉を用いることができる。》[4]

症状を引き起こし、それを媒介にして自らを告知する成因的障害が、患者との対面状況でその話に耳を傾けることによって、それ自身において自らを示し、現象学的な意味での現象として直観されるのだという。しかし、ここでもやはりわれわれは、この成因的障害と呼ばれるものが、それを直観している精神科医の側ではなく、彼にとっては他人である患者の側に生起している変化だということを、真剣に考えなくてはならない。われわれはどのようにして、他人の「内面」に生じている成因的ないし発生的な事態を「直観」することができるのか。

問題はそのまま、かつてリュムケが「プレコクス感」Praecoxgefühl（この「プレコクス」という言葉は、統合失調症が以前そう呼ばれていた「早発痴呆」dementia praecox に由来する）と名づけて論じた、統合失調症の「直観診断」の可能性の問題に通じている。統合失調症患者を前にしたとき、精神科医は一切の病的症状の確認に先立って、この患者が病んでいるのは統合失調症以外の何ものでもないことをいわば「直観的」に「感じとる」、その感覚のことである。この「プレコクスゲフュール」について、リュムケは一九五〇年にこう述べている。

《統合失調症患者との出会いに際して、診察者の心中に一種の奇妙なためらいとよそよそしさの感じが生ずるが、この感じは、普通に二人の人が出会ったときに生ずるはずの疏通路が欠如しているということと関係している。「接近本能」とでも呼ぶべきものと、その表出が、患者の側から一方的に遮断され、こちらからの接近が相手からの接近拒否によって阻止される。》[5]

これと同じ経験を、ビンスヴァンガーはすでに一九二四年に――つまり彼がハイデガーの『存在と時間』に触れて「現存在分析」を創立する数年前に――語っている。彼によると、患者との人間的・個人的な交わりの中で統合失調症の診断が直観的に下されうる場合があり、その場合には、個々の部分的精神機能ではなく、「患者の Person そのもの」がなにか直接にわれわれの心に与えられるのだという。

《そのような場合、よく「感覚診断」Gefühlsdiagnose といわれるが、この言葉は内科医が高熱以外の症状がまだ出ていない患者を前にして、これはチフスであって肺炎ではない、という「感じ」や「勘」Instinkt を述べるのとはまったく別の意味である。……われわれが統合失調症を「感じに頼って」nach dem Gefühl 診断するという場合、……われわれは実は「感じに頼って」ではなく「感じを用いて」mit dem Gefühl 診断しているのである。……この「感じ」は、感覚的ないし感情的な「感じ」と、名称以外になんらの一致点をもたない。……統合失調症患者の Person を知覚する場合、人間的にはきわめて友好的でありながら、いつもわれわれの心の中で撥ね返されるものがあり、患者との内的な一致を妨げる障壁のようなものがいつもきまって体験されるような人もいる。》[6]

リュムケのいう「プレコクスゲフュール」は、患者の Person に認められるこの「疏通路の欠如」、この「接近拒否」を直観的に捉えることによって、統合失調症の「直観診断」を可能にする「感じ」のことだということになる。これはミンコフスキのいう「成因的障害の直観」と同じことだろう。しかし、このようにして精神科医が直接に「感じ」とって、その変化を「直観」することのできる、患者の Person とは、なんだろうか。そしてそれは、そこで患者が精神科医に語ってくれる自分自身の内面の変化と、どのように関係しているのだろうか。

2 Person と自己

患者との個人的 persönlich な対話の状況において、患者の Person そのものが直接に精神科医の心に与えられ、その Person の場に生じている変化（成因的障害）を直観的に感じ取ることによって、統合失調症の「診断」が可能になるのだという。事実これは、現代の精神医学がグローバリズムの名のもとに振りかざしている科学的客観主義のイデオロギー（ないし虚偽意識）に毒されていない精神科医ならば、だれもが経験していることである（もちろん、ふつうの意味での公共的・客観的な診断を、このような私的で主観的な「診断」で代替することはできない）。

Personという、日本語に翻訳困難なこの語がなにを指しているのか、その意味の拡がりについては、古くは和辻哲郎[7]が先鞭をつけ、近年では坂部恵[8]が主題的に豊かな議論を展開している。そこでも確認されているように、Personないし「ペルソナ」は、まずもって「仮面」であり、他人に見せるための「おもて」である。さらに、これと語源的に関係づけられることの多いラテン語のpersonare（響き通るdurchtönen）の語を通じて、これが相手に向かって発せられる声ないし言葉の通路として理解されることもあるということは、今回のシンポジウムのテーマ「〈かたり〉の虚と実」との関連で念頭に置いておいてもよい（ただし、Personとpersonareとの語源的な関係については、ドイツ語のKlugeや英語のOxfordなど、権威ある語源辞典には触れられていない）。いずれにしてもPersonは、表情や振る舞いや言語的伝達のすべてを含んで、自己の相手に向けての表出であると解しておいてよいだろう。

Personがある人の自己の他者に対する表出面であるということは、そこに表出されているものが、その人自身においては自己として生きられているということである。自分自身にとって自己として生きられている現象が、相手である他者から見ればPersonとして経験される。つまり自己とPersonは、同じひとつの現象の内外両面での生きられかた、経験のされかたに対応しているということができる。

ユングは周知の通り、個々の個人の無意識の中に、フロイト的な意味での個人的無意識だけでなく、それよりも深い超個人的な集合的無意識を考えたのだが、彼は個人が自分を社会（他者）に対して見せるために身につける仮面としての「ペルソナ」について次のように述べている。

《それは、その名のとおり、集合的心の仮面にすぎない。この仮面は、個性的な装いをこらしてはいるが、単に演じられた役にすぎず、その役を通して語っているのは実は集合的心にほかならないのに、まるで個性的であるように、他人や自分自身に思いこませているのだ。》[9]

ここでは自己とペルソナが、個人の人格がもっている二つの側面、つまり「集合的無意識」がそのまま個人の意識に通じている対象化以前の側面と、それが自己自身や他者に対して対象化され、仮面ないし役割として演じられている側面との二つに対応するものとして考えられていることになる。これは私が以前から用いている概念で言えば、「ノエシス的自己」と「ノエマ的自己」の二重性といってよい。

いずれにしても Person は、リクールが「自己」soi-même について語ったのと同じ意味で、idem 的な同一性 identité の系列にではなく、ipse 的な自同性 ipséité の問題系列に属している。[10] つまりそれは、ノエマ的で「もの」的な同一性とは違った、ノエシス的で行為的な、つまり「こと」的な自同性を示し、「何」quoi の問いにではなく、「誰」qui の問いに答えるものである。そして、《「行為の誰」を決定するのは、物語 récit のはたらきである》[11] から、Person の同一性 identité personnelle は「物語的同一性」identité narrative である、とリクールはいう。

人生は、その全体をとってもその一部分をとっても、物語られうる物語である。精神科医が患者を診察するとき、彼は患者が自分の人生について物語る物語に耳をかたむける。彼はなによりもまず、患者が幼児期以来、家族その他の近しい他者たちとどのような人間関係のなかで自己を形成してきたかについての「内的生活史」innere Lebensgeschichte（ビンスヴァンガー）を聞き、そして次には、発病以来この生活史に出現したさまざまの異常で病的な出来事を聞き、さらにそれらの出来事を患者がどのように体験あるいは経験しているかを聞く。

患者の語ってくれたことは、そのまま（可能なかぎり患者の用いた言葉どおりに）いわゆる「カルテ」つまり「病者歴」Krankengeschichte に記載される。[12] これは診察者がのちのち参照するためだけではなく、かりに別の医師がその患者を診察するようなことになったときにその情報として記録されるべきものであるから、そこでは患者の Person は完全に三人称として扱われ、自然科学が求めている再現可能性と報告可能性の要件をある程度まで満たしていなくてはならない。ヤスパースが求めていたのも、この三人称的記述の厳密さだった。

しかしこのようにして三人称的に記載される物語を語っている当の患者は、その物語を一人称的な自己自身のこととして経験し、面接の現場では精神科医に対してそれを一人称で語っているはずである。当然、精神科医は彼を二人称の Person としてその対話を行っている。

《自己はどのようにして、（三人称的に）話題になっている当の人物 personne であると同時に、自らを一人称で指示する主体でもあり、しかも二人称で話しかけられるということができるのか。……三人称はどのようにして言述のなかで、自らを一人称として指示する誰かとして指示されうるのか。》[13]（リクール）

現象学的精神病理学が拠り所としている臨床場面で精神科医に求められるのは、患者の自己をその一人称性を損なうことなく感じ取ることである。前述の「プレコクスゲフュール」は、診察者が統合失調症患者から感じとる「ある奇妙なためらいとよそよそしさの感じ」（リュムケ）であったが、それはけっして患者がある特定の他者である診察者に対して、なんらかの状況的な理由（たとえば精神科の診察場面に馴染めないとか、診察者の態度が友好的でないとか）から示す接近拒否の態度ではない。統合失調症の患者は、自己に出会ってくる他者一般に対して、おしなべて独特の疎外感、親しめなさの感じをいだいている。いってみれば、リュムケが「プレコクスゲフュール」として概念化したのとまさに同じ体験を、患者自身は逆に、当の診察者を含めて周囲の人すべてに対して感じとっている。そこで問題になっているのは、統合失調症を統合失調症たらしめている、まったく独特の間人称的 interpersonal・間主観的 intersubjektiv な自然さの障害であって、この関係の不自然さは、患者と診察者のあいだで完全に双方向的に感じとられている。ブランケンブルクはこのことを、《われわれの側に生じる奇異の感 Befremdung と、患者の抱く疎外感 Entfremdung は、互いに対峙 sich gegenüberstehen しあっていると同時に、しかも互いに依拠 aufeinander verweisen しあっている》と表現した。[14]

これは要するに、この場面では対話する一人称と二人称が、別々の Person として向かい合いながら、しかもあますところなく癒合して、患者の自己がそのまま診察者の一人称的な「直観」によって捉えられているということだろう。このような局面では、ヤスパースが要請したような、あるいは客観主義的科学の要請するような、厳密な三人称記述は端的に不可能である。むしろここに見られるのは、西田幾多郎が「自即他、他即自」の「絶対矛盾的自己同一」と表現するような、自己と他者の「逆対応」の関係だけだろう。[15]

3 生活史のストーリーとプロット

精神科医が患者との対話のなかで現象学的に直観する患者の Person は、患者自身にとってはその自己であり、患者はこの対話の場で、自らの自己についての物語／歴史 Geschichte（ただしこの「歴史」は生誕以来の過去の経歴だけでなく、対話の時点での体験の——一部は未来へ向かっての——動きも含んでいる）を精神科医に物語る。この物語／歴史をどう聞き取るか——現象学的精神病理学の成否は、ひとえにこの聴取の成否にかかっている。聞かれることのないところに物語／歴史は成立しない。[16]

この点に、精神医学的な面接で見いだされたもの（その「所見」Befund）が、医学一般や他の自然諸科学の客観的所見と根本的に異なっている独自性がある。精神医学では、診察者が変わればその所見が根本的に別のものとなることも少なくない（この問題についてはすでに何回も述べたから繰り返さない)[17]。だから患者が自己について物語る物語（「生活史」Lebensgeschichteとしての歴史）は、患者固有のもの、患者にとって主観的なものであると同時に、それを聞き取る精神科医固有のもの、精神科医にとっても主観的なものであるという意味で、いわば「二重の」一人称性、「二重の」主観性をおびている。精神医学的な診察においても、量子力学とよく似た「観測問題」を論じることができる、といってもよい。

《すべての体験の根源ないし中心としての個人的・精神的なPersonの一回的・歴史的な体験内容の継起、要するにPersonの内的生活史innere Lebensgeschichte》[18]を、現象学的精神病理学のもっとも重要な鍵概念のひとつとして取りだしたのはビンスヴァンガーである。彼がこの概念を提唱したのは、無差別に「心因性」あるいは「ヒステリー性」と呼ばれている一群の精神疾患にも、一方ではたとえば肉親の死や財産の喪失といった《外的な事象もしくは状況、つまり外的生活史äußere Lebensgeschichteの出来事》に対する反応として生体の機能障害が発生する「心因反応」psychogene Reaktionと、他方では患者のPersonの「一回的・歴史的な体験内容の継起」つまり「内的生活史」からのみ了解される「ヒステリー性精神病」hysterische Psychoseとの違いがあり、これを現象学的に区別する必要のあることを述べるためだった[19]。

これに対して、近年、客観主義的なevidence based medicineに対するアンチテーゼとして叫ばれるようになったnarrative based medicineを見ると、その「ナラティヴ」は多くの場合、客観的に確認できる外的生活史あるいはlife eventsの聴取に終始しているのではないかという印象を禁じえない。現象学的精神医学にとって重要なのは、患者の生活史の「ストーリー」を知ることではなくて、それをストーリーとして、物語として、ひとつの意味のまとまりとして成立させている「筋立て」、つまり生活史の「プロット」を読みとることであるはずである。この点に関しては、のちにもう一度立ち戻ることにする。

主観 Subjekt と主観性 Subjektivität を医学に導入することをモットーにして「医学的人間学」を唱えたヴァイツゼカーは、その心理療法の方法として「生活史法」Biographik を提唱した。彼にとって、病気とは主体／主観 Subjekt の生の歴史である生活史そのものの出来事にほかならない。それを治療者という主体／主観が聞き取る場合、病気は、つまりその生活史は、《一つの主観／主体を含んだ一つの客観／客体／対象 Objekt として》[20] 捉えられる。

《ここでいう主観の導入あるいは承認ということが、そこにいる es "gibt"（「与え」られている）主観が一つであるか二つであるか、もっと多数あるいは任意の数であるかについて、何一つ前提していないことも明らかである。……複数人称性 Pluripersonalität が主観的であるのは、単数人称性 Unipersonalität あるいは（人類や世界のような）全一人称性 Omnipersonalität がそうであるより以上でも以下でもない》[21]。

ところでヴァイツゼカーの「生活史法」は、それが補完しようとしている精神分析と比較するとき、一つの際だった特徴を持っている。それは、医者が治療に際してつねに念頭におかなくてはならない「予言」あるいは「予後」の問題に関わっている。それをヴァイツゼカーは「生活史のプロレプシス構造」proleptische Strukutur der Biographie と呼ぶ。

この「プロレプシス」Prolepsisというのは、人間にかぎらずあらゆる生きものLebewesenの行動にあまねく見られる、未来先取的・未来指向的な特性のことである。たとえば、なにかの文字を書こうとする場合、それを大きく書いても小さく書いてもそれに必要な時間はたいして変わらないのに、わざとゆっくり書いたり急いで書いたりすると書体が変化する。馬は、歩行の速度を上げようとすればかならずその歩行形態を変える。われわれの行動は、過去の因果連鎖によってだけでなく、未来を指向する意図Vorsatzや目的によっても規定されている。

《現に生じていることは、すでに生じてしまって変更できない過去から来て、まだ生じていないが、予想通りか意外かのどちらかであるような、つまりまだ決定されていない未来へと進んで行くものとして、叙述しなくてはならない。》[22]

精神分析は、病気を主として過去からの因果連鎖によって説明しようとする。そのかぎりでは、それは遺伝や外傷や感染によって病気を説明する自然科学的医学と大差がない。これに対してヴァイツゼカーの生活史法では、《発病に先立つなにかがその人に作用を及ぼしたのではなく、ただひたすら来るべき未来からしか理解できないようななにかが起こっている》[23]のだと考える。これは、病気が「なぜ」起こったかを考える場合に、決定的に重要である。子どもがよく持ちだす「なぜ」warumという質問は、原因に対する問いと目的に対する問いとの両方を含んでいる。だからある人が病気になる場合、その人は《病気にかかるbekommenとも、病気をするmachenとも、どちらもいえる》[24]ことになる。ある人の生活史が、その未来指向的・プロレプシス的な構造によってどのようにして病気を作り出しているのか、それを理解するのが「生活史法」の意図である。

物語は「ストーリー」と「プロット」をもっている。これは両方とも日本語では「筋」とか「筋書き」とか呼ばれて、厳密には区別されていないように見受けられる。ところで野家啓一は、E・M・フォースターの次のような文章を引用して、この二つの区別を説明しようとしている。

《われわれはストーリーを「時間の進行に従って事件や出来事を語ったもの」と定義しました。プロットもストーリーと同じく、時間の進行に従って事件や出来事を語ったものですが、ただしプロットは、それらの事件や出来事の因果関係に重点が置かれます。つまり「王様が死に、それから王妃が死んだ」といえばストーリーですが、王様が死に、そして悲しみのために王妃が死んだ」といえばプロットです。時間の進行は保たれていますが、二つの出来事の間に因果関係が影を落とします。〔中略〕ストーリーなら「それから?」と聞きます。プロットなら「なぜ?」と聞きます。これがストーリーとプロットの根本的な違いです。》[25]

つまり野家によれば、《ストーリーは複数の出来事を時間的順序に従って「記述」している。したがって、そこには「なぜ」という問いは生じない。それに対してプロットの方は複数の出来事の間の因果関係を時間的順序に即して「説明」しており、「なぜ」の問いに答えている》[26]という。

しかしこれはいずれも、過去の事件や出来事についての物語における区別であって、この「なぜ」

はヴァイツゼカーのいう「生活史法」のような未来指向的なプロレプシス構造をもっていない。つまりそれは原因に対する問いではあっても、意図や目的に対する問いを含んでいない。診察室で患者からその生活史を聞き取って、病気の原因を推測するだけでなくその予後を予想するという、精神医学的に、あるいは一般に医学的に決定的に重要な要請に、それは応えてくれない。ストーリーとして記述される外的生活史を超えて、患者の Person そのものの内的生活史を聞き出すために、われわれが耳を傾けなくてはならないプロットは、未来に向けて開かれたもの、過去における原因 Ursache だけでなく、未来における結果／働き Wirkung によっても規定されるものでなくてはならない。

4　生活史の未来先取性

プロット plot（フランス語では intrigue）は、物語の筋立てという意味のほかに「陰謀、策略、秘密の計画」などの意味ももっている（ドイツ語にはそれにあたる単語がない）。この両義性はけっして偶然のものではないように思われる。プロットは、ストーリーのように表立った時間的配列をもたず、むしろそれを裏からまとめ上げ、構築している仕組みのようなものである。あるいはそれはストーリーとして展開される波瀾万丈の出来事を陰で操っている、目に見えない陰謀、策略、秘密の計画だといってもいい。

物語を聞く（あるいは読む）というのは、ストーリーを追ってことの次第を承知するということだけではないだろう。たとえばよくできた推理小説の場合、一度読み終わってことの次第があからさまになったからといって、それで興味がなくなるものではない。ネタの割れた推理小説を繰り返し読みたくなる心理は、ストーリーを知的に理解したという満足感ではとうてい説明できるものではないだろう。表面的にはすでに十分わかっているストーリーの展開でも、それを背後から動かしている隠された動向は、繰り返し読むたびにたえず新たに興趣を引きおこして止まないものである。この背後の隠された動きのことを、プロットというのだと解することはできないだろうか。

そのように解されたプロットは、たしかにフォースターのいうように「それから？」の問いにではなく、「なぜ？」の問いに答えてくれるものである。しかしこの「なぜ」は、ストーリーに登場した過去の出来事の因果関係を説明するだけのものではないのではないか。それはむしろ、ストーリーが「それから」どう展開されてゆくか、その機微をうちに含んだダイナミクスであるだろう。そしてそれは、ストーリーに登場する一つひとつの出来事ごとに、そこに過去からの因果関係よりは未来へ開かれた推進力を設定し、物語全体に内的な生命力を与えているのではないか。

精神科医が患者からその内的生活史を聞く場合、彼がなによりも知りたいと思うのは、患者のこれまでの病歴が「なぜ」、つまりどんな原因でこのような展開を示してきたかの説明ではない。彼が知りたいのは、この「なぜ」が患者の現在の行動をどのように動かし、さらには病歴の今後の発展にどのような方向を与えるだろうか、そして治療者としてこの「なぜ」に対してどのように関与しうるか、それにどのような働きとしての結果 Wirkung をもたらしうるかである。要するに精神科医は、患者の病歴のプロレプシス的な展開と予後と治療方針をその内的生活史から聞きだそうとする。精神科医がそこで真剣に耳をかたむけるのは、そのような意味での内的生活史という物語のプロットに対してではないだろうか。

プロットは「陰謀」であり「策略」であり、「秘密の計画」である。それは決して物語の表面に出てこない。それは多くの場合、患者自身の意識にとってすら隠されている。もし患者が意識的に語ってくれるストーリーを「実」とするならば、プロットはあくまで「虚」である。しかしその反面、プロットの方を「実」と見て意識化されたストーリーを「虚」とする見方も、もちろん成り立つだろう。精神分析は、そしてヴァイツゼカーの生活史法も、その立場をとっている。いずれにしてもそのようなプロットを有効に取り出せるのは、患者と精神科医との双方の Person が、あるいは双方の自己が、一人称的にでも二人称的にでもなく、双数人称性 dual personality というにふさわしい「自即他、他即自」の「逆対応」関係に立つような、深い意味での現象学的な場面においてでしかないだろう。

先に述べたように、ヴァイツゼカーは医者が患者の生活史を聞き取る場面のこととして、《複数人称性 Pluripersonalität が主観的であるのは、単数人称性 Unipersonalität あるいは（人類や世界のような）全一人称性 Omnipersonalität がそうであるより以上でも以下でもない》と書いている。「主観／主体」Subjekt という概念を、ヴァイツゼカーは個々の生きものがその環境世界 Umwelt と交わる出会い gegenüber の原理として用いたが、「主観性／主体性」Subjektivität の概念は、個人ないし生きものが各自の生の根拠である「生それ自身」Leben selbst のそのつどの限定として生きている、その「根拠との関係」として、「根拠関係」Grundverhältnis の意味で用いている。要するに主観／主体が個別化された生としてのビオスの次元での規定であるのに対して、主観性／主体性はこのビオスと、個別化以前の生であるゾーエーとの交差点に構想された、ビオスとゾーエーの関係という一段高次の次元での規定だということができる。[27]

患者がわれわれに語ってくれる生活史的な物語は、ストーリーとプロットをもっている。そのストーリーは精神科医とは別人である患者自身の主観／主体の活動の場面として、あくまでビオスの次元にある。一方そのプロットは、患者の主観性／主体性の成立の場である「根拠関係」に関わっている。だからプロットは、これまでのストーリーを組み立てているだけでなく、この物語が今後どのように展開されて行くかのプロレプシス的な方向——これがミンコフスキのいう「成因的」générateurということである——を担うものでもあるだろう。そして、精神科医と患者が同じ「生それ自身」を、同じゾーエーを共有しているかぎりにおいて（この「共有」は「共にもつ」mithaben の意味だけでなく「共にある」mitsein の意味にも解さなくてはならない）、面接の場における二人の双数人称性Bipersonalität は完全に単一の主観性／主体性に集約されて、患者のプロットについての厳密な意味での現象学的直観が可能になると言えるだろう。この直観の「通路」となる「根拠関係」のことを、つまりビオスとゾーエーの交錯のことを、Person と呼ぶのだといってはいけないだろうか。

日本語の「人間」という言葉は、元来は中国で文字通り「人と人とのあいだ」である「世間」の意味で用いられていたものを、古代の日本人が個々の個人の意味に「誤読」したものだという。「世間」を構成しているのは、共同体の集団生活を基礎づけている個人以前、個別化以前のゾーエー的な生である。古代の日本人は、個人のビオス的な生存の中にゾーエー的・集団的な生の働きをはっきり見て取っていた。Person とは、日本語でいう「人間」のことにほかならないといってもよいだろう。現象学的精神病理学が、人間を人間として見ようとする「人間学的」な精神病理学の別名であるとするなら、患者という他者のPersonを通路とするかぎり、患者の自己を現象学的に直観することはあくまで可能なのではないか、これが私の年来の疑問に対する当面の解答である。

1 ヤスパースによると《現象学の語をヘーゲルは、意識、歴史、思惟における精神の諸現象の全部について用いた。われわれはそれを、個人の心的体験というはるかに狭い範囲に対して用いる。フッサールはこの語を最初、意識現象の「記述的心理学」に対して用いたが——その意味ならこれはわれわれの研究にも当てはまる——、のちには「本質直観」に対して用いた。われわれはそれを行わない。現象学はわれわれにとっては経験的手法であって、患者の側からの報告という事実を通じてのみ進められる》。K. Jaspers: Allgemeine Psychopathologie. 6. Aufl. Springer; Berlin/Göttingen/Heidelberg, 1953, S.47（脚注）. 内村祐之他訳『精神病理学総論 上巻』岩波書店、一九五三年、八五頁。なお、この脚注はこの書の初版（一九一三年）には書かれていない（初版の邦訳は、西丸四方訳『精神病理学原論』みすず書房、一九七一年）。

2 K. Jaspers: a.a.O. これは前の注が脚注として付けられている本文である。

3 Ibid: Strindberg und Van Gogh. Versuch der pathographischen Analyse unter vergleichende Heranziehung von Swedenborg u. Hörderlin. Piper; München, 1922. 村上仁訳『ストリンドベルクとゴッホ』創元社、

一九五二年。
4 E. Minkowski: Phénoménologie et analyse existentielle en psychopathologie. L'évolution psychiatrique. XIII, No.4, p.137（1948）.
5 H.C. Rümke: Signification de la phénoménologie dans l'étude clinique des délirants. Congrès international de psychiatrie I, Paris, 1950.
6 L. Binswanger: Welche Aufgaben ergeben sich für die Psychiatrie aus den Fortschritten der neueren Psychologie?（1924）. In: Ausgewählte Vorträge und Aufsätze II. Francke; Bern, 1955, S.136.
7 和辻哲郎『面とペルソナ』（和辻哲郎全集 第一七巻）岩波書店、一九七八年。
8 坂部恵『仮面の解釈学』東京大学出版会、一九七六年、
9 『ペルソナの詩学』岩波書店、一九八九年。
9 C・G・ユング『自我と無意識』松代洋一・渡辺学訳、思索社、一九八四年、五七頁。
10 P. Ricœur: Soi-même comme un autre. Seuil; Paris, 1990, P.13f., P.137ff.
11 ibid., p.76
12 日本で一般に「カルテ」と呼ばれている Krankengeschichte は、ふつう「病歴」と訳されるが、正確には「患者の歴史／物語」である。
13 Ricœur: Soi même comme un autre. P.48.
14 W. Blankenburg: Der Verlust der natürlichen Selbstverständlichleit. S. 21f. 木村敏・岡本進・島弘嗣訳『自明性の喪失』みすず書房、一九七八年、三八頁。
15 西田幾多郎『西田幾多郎全集 第一〇巻』岩波書店、二〇〇四年、三一四頁以下。なお、この点に関しては、木村敏「自他の逆対応」本書一章をも参照。
16 大橋良介『聞くこととしての歴史――歴史の感性とその構造』名古屋大学出版会、二〇〇五年を参照。

17 最近では、木村敏『関係としての自己』みすず書房、二〇〇五年、二四六頁以下。

18 L. Binswanger: Lebensfunktion und innere Lebensgeschichte (1927) in: Ausgewählte Vorträge und Aufsätze. Bd. I, Francke; Bern, 1947, S.60. 荻野恒一・宮本忠雄・木村敏訳『現象学的人間学』みすず書房、一九六七年、七四頁。

19 a.a.O., S.53（邦訳六六頁）。

20 V.von Weizsäcker: Pathosophie. Gesammelte Schriften Bd.10, Suhrkamp; Frankfurt, 2005, S.276. 木村敏訳『パトゾフィー』みすず書房、二〇一〇年、三三九頁。

21 a.a.O., S.277.（同頁）。

22 V.von Weizsäcker: Gestaltkreis. Gesammelte Schriften Bd.4, Suhrkamp; Frankfurt, 1997, S.264. 木村敏・濱中淑彦訳『ゲシュタルトクライス』みすず書房、一九七五年、二三二頁。

23 V.von Weizsäcker: Pathosophie. Gesammelte Schriften Bd.10, Suhrkamp; Frankfurt, 2005, S.285.（邦訳三五〇頁）。

24 a.a.O., S.288.（同三五四頁）。

25 フォースター『小説の諸相』中野康司訳、みすず書房、一九九四年、一二九／一三〇頁（次注の野家啓一からの引用）。

26 野家啓一『物語の哲学』岩波現代文庫、二〇〇五年、三三五頁。

27 ビオスとゾーエーの概念については、木村敏『関係としての自己』（みすず書房、二〇〇五年）、第八章「生命論的差異の重さ」を参照。なお、ゾーエーについての著者の理解はケレーニーの著書『ディオニューソス』（岡田素之訳、白水社、一九九三年）に依拠したもので、最近アガンベンがベンヤミンとフーコーを踏まえて展開している「剥き出しの生」としてのゾーエー概念とは基本的に違う。

三章　私と汝の病理

西田幾多郎の代表作と見られているいくつかの論文の中で、精神科医である私にとって最も魅力的な一編をあげるとすれば、やはり『無の自覚的限定』（全集第五巻）に収められた「私と汝」ということになるだろう。[1]

私がこの論文にはじめて接した一九六〇年代は、ヨーロッパ、とくにドイツの人間学的精神病理学の内部でも「我と汝」Ich und Du というのがひとつの合言葉のようになっていた。これはもちろんマルティン・ブーバーの同名の書から啓発されたもので、ひとつには精神病の発症をめぐる人間関係の破綻を、単なる心的外傷としてでなく、より人称的・人格的に捉えようとする姿勢がそこに現れており、他面では当時すでに始まりつつあった精神医学の脳科学化に対抗して、患者医師間の人間的な治療関係をこの標語で言い表そうとする動きも表していた。「出会いの失敗としての精神病理」というのが、そこでの議論の中心になっていた。

そういったヨーロッパの動向を目にして私が感じとっていたひとつの疑問は、精神病者とその周囲の他者たちとの人間関係の現実、医者と患者の治療関係のあるべき姿は、ブーバーのいう我と汝の関係のような親密さだけではすまないのではないかということだった。普通にわれわれが日々の「すこやかな」生活のなかで互いに出会っている人と人とのあいだには、その底に、もっとすさまじい、喰うか喰われるかの自己主張がひそんでいるのではないか、かといってそれは、やはり当時しきりに読まれていたサルトルの「眼差す他者と眼差される自己」の二極対立関係に還元しつくすこともできない、もっと重層的な構造を含んでいるのではないか、というのが私の疑問だった。

さらにいえば、精神病者がその症状として強烈に意識している妄想や幻覚などの病的体験は、原則として患者の自己と、現実的あるいは空想的な他人との関係をその内容としている。これももちろん我と汝の関係ではあるけれども、それこそ自己そのものの存否を賭けた、ときには患者の生死に関わるほどの、のっぴきならない自他の対決という様相を呈している。

妄想に他者が出現する様態という点に焦点を絞ると、大きく分けてそこには「パラノイア型」と「統合失調症（分裂病）型」の二種類があるということができる。

パラノイア患者の抱く妄想で主役を演じる他者は、まず間違いなく、患者の身辺に実在する個人である。この人物が患者を迫害したり、その権利を侵したり、ときには（いわゆる「恋愛妄想」の場合だと）一方的に患者に求愛してきたりして、患者の人生を変えようとする。つまりここでは妄想的他者は自己の外部から自己の秩序を脅かそうとする。

これに対して統合失調症の妄想に出現する他者は、原則として具体的な実在人物のかたちをとらない、もっと漠然として得体の知れない存在である。患者はよく「秘密結社」「黒幕」「舞台裏」などのことばでそれを表現する。ときに家族や知人など具体的な人物の登場することがあっても、それはこの正体不明の他性の化身であるにすぎないことが多い。これは「他者」というよりも、自己を自己として成立させている根拠そのものが自己性を失い、自己がいわばその根底から他有化され、患者はそのように根源的に他者性をおびた自己を生きざるをえなくなっている、というべきである。パラノイア型の妄想と違って、ここでは妄想的他者は自己の根底あるいは中心部から自己の主権を簒奪するような仕方でその存立を危うくしている。[2]

時間論的な観点から見ても、パラノイア型の妄想と統合失調症型の妄想は対極的に異なっている。パラノイア患者は例外なく、実務的な経験を重視し、過去のつつがない継続という観点から現在を生きようとする「ポスト・フェストゥム的」なタイプに属していて、現在を未来の予兆のもとに生きようとする「アンテ・フェストゥム的」な統合失調症患者と明白な対照を示している。[3] 過去が個別的な実在他者との関係に、未来が自己性の成立に関わる超越論的な自他関係に、より親密な関係を有することはいうまでもないだろう。[4] 統合失調症患者に見られる妄想的自他関係は、パラノイア患者のそれと違って、けっしてすでに成立した自己と他者、我と汝という個別的実在者どうしの二者関係に還元し尽くせるものではない。自己が我として成立するのと同時に他者が汝として成立する、その成立の機微そのものが危うくされているのが、統合失調症という事態である。

このような問題意識を背景にして読んだ西田の「私と汝」論文で、なによりも私の関心を惹いたのは、そこで彼が提出している「絶対の他」という概念のもつ一種の多義性だった。

たとえば西田はこう書く。

私と汝とは絶対に他なるものである。私と汝とを包摂する何等の一般者もない。併し私は汝を認めることによつて私であり、汝は私を認めることによつて汝である。私の底に汝があり、汝の底に私がある、私は私の底を通じて汝へ、汝は汝の底を通じで私へ結合するのである、絶対に他なるが故に内的に結合するのである（二九七頁）。

まず、私と汝はそれぞれ交換不可能、代替不可能な個人として、互いに「絶対の他」である。私は汝の生を生きることも汝の死を死ぬこともできないし、汝は私の生を生きることも私の死を死ぬこともできない。人間は一人ひとり、このような絶対に他なるものとして各々の生を生き、各々の死を死んでいる。「私と汝を包摂する何等の一般者もない」とはそのことである。

ところがこのように絶対の他である私と汝、自己と他者が互いに出会う。この出会いにおいて、表面的なことばのやりとりとは別次元で、けっして対象的に意識されない、かといっていわゆる「無意識」でもない、どこか「意識の底面」のようなところで、ふたりはしっかり結ばれて通じ合っている。この結合は愛憎を超えたもので、普通の意味での愛も憎しみもこの結合があってはじめて姿を現すような、そんな根底的な関係の場所である。そして西田は、この関係の場所をもやはり「絶対の他」と見る。「絶対に他なるが故に内的に結合する」のだという。

それだけではない。「私は汝を認めることによつて私であり、汝は私を認めることによつて汝である」からには、この「絶対の他」であるふたりの通路は、そのまま「私の根柢」「汝の根柢」として私と汝を成立させる根拠となり、しかも同時に、私も汝もそこにおいて自己自身を失ってひたすら相手からの呼びかけを聞くことになるような、恐るべき場所ともなる。

自己が自己自身の底に自己の根柢として絶対の他を見るといふことによつて自己が他の内に没し去る、即ち私が他に於て私自身を失ふ、之と共に汝も亦この他に於て汝自身を失はなければならない、私はこの他に於て汝の呼声を、汝はこの他に於て私の呼声を聞くといふことができる（三二一頁）。

ここで西田が描写しているような自他関係が、統合失調症の発生とその病態にそのまま、ほとんど文字通り見て取れることについては、私自身、以前の論文で指摘しておいた。[5] しかし精神科医としての私にとって、さらに考えなくてはならないのは、このように多重な自他関係が、人間のどのような存在構造、意識構造から由来するのかという問題である。それはわれわれが生きているということとどのように関係しているのだろうか。さらにそれは、統合失調症の成因論とどのようにつながってくるのだろうか。

この「私と汝」の論文のはじめのほうで、西田は「絶対の他」という概念を提出するためのいわば序論として、個物と環境の「弁証法的」な相互限定について、「死即生」を鍵概念とする生命論の観点から論じている。

無の一般者の限定として個物と環境との相互限定と考へられるものは、生命の流といふ如き意味を有つたものでなければならない。環境が個物を生み、個物が環境を変じて行くといふ個物と環境との関係は生命と考へられるものでなければならない。非合理的なるものの合理化として弁証法的と考へられるものは、その根柢に於て生命と考へられるものでなければならない。〔中略〕真の弁証法的運動といふものが考へられるには、物が絶対に環境から死し去らねばならぬ。物と環境との間には何等の作用的関係もなくならねばならぬ。環境は物に対して単なる場所といふ如き意味を有たねばならぬ。物と環境とは互に偶然的でなければならぬ。而もかゝる死の面が即ち生の面であるといふ所に、限定するものなきものの限定として真の弁証法的運動が考へられるのである（二七〇頁）。

「死即生」を前面に打ち出すことによって、西田はそれまで肯定的に評価してきたベルクソンの生命論に対して、はっきり対決の姿勢を取るようになる。

真の生命といふべきものは、ベルグソンの創造的進化といふ如き単に連続的なる内的発展ではなくして、非連続の連続でなければならぬ。死して生れるといふことでなければならぬ。〔中略〕ベルグソンの生命には真の死といふものはない。〔中略〕真の生命といふのは、唯私の所謂死即生なる絶対面の自己限定としてのみ考へ得るものでなければならぬ。真に限定するものなきものの自己限定としてのみ考へ得るのである。〔中略〕我々は我々の個人的自己の自己限定の底に於て、絶対の無に撞着するのである、明日の我として蘇るものを越えて、再び自己として蘇らないもの、唯、他人として蘇るものに撞着するのである（二七八頁）。

西田によれば、ベルクソンの生命が実在的でないのは、それが身体に基礎づけられておらず、個人的生命として考えられていないからだという。

私は自然科学者の考へる如き意味に於て生命の基礎に物質を置くのではないが、非合理的なるものを基礎とするいふ意味に於て、むしろ実在的生命は身体的と考へたいと思ふ。身体なくして実在的生命といふものはない（二八一頁）。

人間にかぎらず、あらゆる生物は身体をもたずに各自の生命を生きることはできない。しかし私が生きている生命も汝が生きている生命も、あるいはどの動物、どの植物が生きている生命も、それがひとしく生命であることに変わりはない。数十億年前の地球上に生命という活動が発生して以来、生命は無数の個体に、つまりそれぞれ身体を有する無数の個物に分かれて進化してきた。この場合、生命の語はけっして抽象的な一般概念の意味に解してはならない。私が生きている、汝が生きているという具体的・実在的な意味での生命が、身体をもつことによって個体に分かれているとはいえ、太古以来連綿と続いてきたこのいわば大文字の〈生命〉の、それぞれの具現なのである。私が生きているというのは、この大文字の〈生命〉が私の身体において、私個人の、いわば小文字の生命を〈生きて〉いるということにほかならない。

ヴィクトーア・フォン・ヴァイツゼカーはこの事態を、「身体性でもって生命が生命の中に入ってくる」mit der Leiblichkeit kommt Leben ins Leben と言い表している。[6] 生命が生命の中に入ってくる。この最初の「生命」が個体化以前、身体以前の大文字の〈生命〉を、後の方の「生命」が個々の生命体の身体活動としての生命を指していることは特に解説するまでもないだろう。医学者であるヴァイツゼカーは、「生きているものを研究するためには生命と関わり合わねばならない」[7] というのだが、この一見あまりにも自明でほとんど同語反復的とも思える言表も、「生きているもの」の生命とこれを生きている大文字の〈生命〉との「生命論的差異」[8] をそこに読み込むなら、この上なく意味深い命題だということになるだろう。

ヴァイツゼカーがこれに続けて、「生命それ自身は死なない。死ぬのは個々の生きものだけである」[9] というときの「生命それ自身」も、もちろんこの大文字の〈生命〉を指している。「死なない」ものは、普通の意味で「生きている」ともいえない。考えてみると大文字の〈生命〉は、個々の生命体がそこから生まれてきて、そこへ向かって死んで行く、個体的生命の源泉でもあり行き先でもあるような、ある種の場所のようなものだといえる。その意味では、それは〈生〉であるよりもむしろ――やはり大文字の――〈死〉であるということもできる。

このような大文字の〈死〉は、論理的にも時間的にも、そして存在論的にも、個々の生命体の生命、私や汝の生命に絶対的に先立っている。右の引用文にも見られるように、西田が生命や死のことを言うとき、普通ひとがいうように「生死」といわずに「死生」という方を好み、「生即死」のほうを省略して「死即生」とだけ書くことが多いのは、ひとつにはそのような、生命を生命として生み出す淵源としての〈死〉を直観していたからではないだろうか。[10]

しかしそれだけではない。先の引用にも見られるように、西田はこの〈死〉を「絶対の無」と言い換えて、「我々は我々の個人的自己の自己限定の底に於て、絶対の無に撞着するのである、明日の我として蘇るものを越えて、再び自己として蘇らないもの、唯、他人として蘇るものに撞着するのである」という。我と他人の個体的区別を超越して死からの再生を可能ならしめる場所、西田の死にはそのような意味がこめられていたに違いない。

この点でもヴァイツゼカーとの対応を求めておこう。客観的自然科学的な医学を批判して医学への主観／主体 Subjekt の導入を要請したこの医学者は、「我」と心的現象との混同を防止するために、それと環境世界との対峙の根拠をなす原理を取りだして、これを「主体／主観」と呼ぶ。その上で、「生物学的経験にとっては、生物がその中に身を置いている（生きているという）規定の根拠それ自体（＝〈生〉）は対象となりえない。これを生物学における「根拠関係」Grundverhältnis と呼ぼう。〔中略〕根拠関係とは実は主体性／主観性 Subjektivität のことであって、これは一定の具体的かつ直観的な仕方で経験される。〔中略〕この根拠関係を明示的に認識するのは不可能である。なぜならそれは最終的審級なのだから。それはひとつの力 Macht であって、（それへの）従属（つまり生）あるいは（それからの）解放（つまり死）のかたちでなら経験できる」という。[11]

しかしこの主体ないし主体性は、生物（われわれ人間を含む）にとって常時無問題的に与えられているものではない。有機体はその感覚運動機能によって環境との生命的関係、すなわち「相即」Kohärenz を維持しているのだが、[12] 有機体と環境の関係は絶えず変化しているから、この相即は絶えず中断され、そのつど新たに作り直さねばならない。この中断のことをヴァイツゼカーは「転機」Krise と呼ぶ。[13] そして、クリーゼにおいてなにが起きているかについて特に優れた報告を与えてくれているように思われる何人かの患者の陳述から、それが「生まれ変わり」としての「転生」Wandlung ないし「再生」Wiedergeburt として経験されることを述べている。[14] クリーゼとは「非恒常／非連続の有限者が超越を通って有限者の恒常／連続にいたる通路」ein Durchgang des unstetigen Endlichen durch eine Transzendenz zur Stetigkeit eines Endlichen なのである。[15]

クリーゼは、身体の場に備わった死と生の岐路である。大文字の〈死〉即〈生〉が身体を通って個体の、私の生命に入ってくる。しかしその〈死〉即〈生〉は、同時に私とは別の身体を通って、私とは別の個体である汝の生命にも入っているはずである。「私は私の底を通じて汝へ、汝は汝の底を通じて私へ結合する」。この大文字の〈死〉即〈生〉は、個体の身体的生命にとっては「絶対の他」なのだが、「私はこの他に於て汝の呼声を、汝はこの他に於て私の呼声を聞く」ことになる。

人間は他の動物たちと同様、集団を作って生きる。家族に始まって、友人のグループあるいは同じ職場や地域での仕事仲間や同好の人たちの集まりなど、そういった集団から疎外された人は、肉体的には健康であっても精神的には極度に貧しい人生を送らねばならない。人生を生きるということのうちには、各自の身体的生命を生きる以外に、その人がそのつど所属している集団内でその一員としての居場所を確保するということが含まれている。そして集団の一員であるということは、単に周囲の人たちと仲良く融和するということだけでなく、自分の立場を主体的に主張するということをも意味しているはずである。統合失調症とは、まさにこの居場所を不可能とするような病理である。

集団の一員であるためには、私は集団の人たち一人ひとりを「汝」として、この「汝たち」と出会い続けることができるのでなければならない。西田が「私と汝」で取り出した「絶対の他」が、私と集団内の他者たちとをつなぐ通路として働いているのでなければならない。「私は私の底を通じて集団内の汝たちへ、汝たちは汝たちの底を通じて私へ結合する」のでなければならない。そしてこの「私の底」も「汝たちの底」も、私や集団の成員の一人ひとりの生命が身体的に個体化する以前の、右に述べた意味での大文字の〈生命〉以外の何ものでもないはずである。統合失調症ではこの「絶対の他」が「私の底」ではなくなり、「汝」や「汝たち」の「底」でもなくなって、ひたすら不気味で破壊的な無名の力に化している。

統合失調症という病態は、十八世紀末ごろになってはじめて人類史上に登場し、その後急速に増加して、十九世紀後半から二十世紀前半にかけて精神医学の中心的な疾患として衆目を集めた後、二十世紀後半から今世紀に入って次第に精神医学の表舞台から退場しようとしているらしい、という説がある（統合失調症近年疾患説）[16]。この仮説の前半部の真偽のほどはもちろんよくわからない。しかしその後半部についてなら、一九五六年に精神科医になった私（木村）自身が、半世紀にわたる臨床経験を通じてつぶさに証言することができる。

ホモ・サピエンスが進化史上に登場した当初、それはまだほとんど個人の主体的内面といえるような意識を持っていなかったに違いない。個々の個体の生活は、他の多くの群居動物と同様、ほぼ完全に集団全体の生活の中に埋没していただろう。大文字の〈生命〉が小文字の個体的生命に限定される意識的な過程が、まだほとんど進んでいなかったといってもよい。小文字の個体的な死は大文字の

〈死〉にすっかり同化していて、死後の再生と転生が、さらには他種生物への輪廻すら、文字通りの意味で確信されていたことだろう。

人類史上いつごろから個人の主体性が集団のそれに拮抗してくることになったのか、それは知るよしもない。しかしたとえばギリシアや中国といった古代文明を彩る思想家たち、あるいは東西の世界宗教の開祖たちなどの傑出人は、それぞれの時代の集団的・全体的な思潮に逆らうような仕方で独自の世界を開いた人たちである。しかしそれら少数の人物は別として、多くの一般大衆がそれぞれ自己の個別的な立場と社会や共同体全体の風潮を区別し、全体に流されない個の自覚をもつようになったのはいつ頃からなのだろう。西欧では、十八世紀の啓蒙思想が疑いもなくその分岐点に位置しているように思われる。ただし、啓蒙思想が個の自立を促したのか、逆に集団に対抗する力をもつ個人の数が増加して、それが社会思潮としての啓蒙思想を生み出すことになったのか、それはどちらともいえるだろう。

いずれにしても、西洋における統合失調症の増加が十八世紀末以来のことだとするならば、これを、啓蒙思想をその一つの表現形態とする個別主体性と集団主体性の力関係の変化と結びつけて考えるのは自然なことだろう。そしてこの病態の衰微がはっきり見てとれる現代とは、個の意識がむしろ集団の意識を凌駕するという逆のかたちで、両者の拮抗状態が終わろうとしている時代ではないのか。小文字の生が大文字の〈生〉を凌駕し始めた、といってもよい。

統合失調症という病理が、個別主体性と集団主体性との、小文字の生と大文字の〈生〉との、言い換えれば自己と「自己の底」との、私と「絶対の他」との、「弁証法的」な相克の現れだとしたらどうだろう。その場合にはこの病理において、西田のいうような「私と汝」の関係が、形式だけはそのままで「私」や「汝」の内実はまるで違う自己と非自己の関係として、自己とそれをひたすら否定して「統合」を「失調」させる無名の力との争いとして出現してくると考えても不思議ではない。そもそも、この論文で西田が多用している「弁証法」的な、つまり自己否定を媒介として高次の綜合を求めるヘーゲル的あるいはマルクス的な思考様式自体が、「近年疾患」と見なされるかぎりでの統合失調症とは完全に同時代的な現象なのである。

この傾向がそのまま進んで、統合失調症がもし人類史上から完全に姿を消すようなことがあるとすれば、「私と汝」の関係も「自己の根柢」としての「絶対の他」も、あるいは同じ運命を辿ることになるのではないか。精神疾患をひたすら脳科学的・神経科学的に解明しようとしている現代の精神医学や、対象化可能な個人的意識現象の彼方は問おうとしない現代の哲学は、この現象をどう説明しようとするだろうか。先に挙げた「統合失調症近年疾患説」の提唱者たちは、これを十九世紀に蔓延して二十世紀半ばに終息に向かったウィルス感染として説明するのだが。

1 以下、西田の文章は、『西田幾多郎全集 第五巻』(岩波書店、二〇〇二年)から引用し、引用箇所に頁数のみを記す。

2 パラノイアと統合失調症の妄想的他者の出現様式の対比については、木村敏『分裂病と他者』(弘文堂、一九九〇年/ちくま学芸文庫、二〇〇七年)の二章、十章などを参照。

3 「アンテ・フェストゥム」「ポスト・フェストゥム」の概念については、木村敏『時間と自己』(中公新書、一九八二年)の第二部、第一章・第二章を参照。

4 木村敏『関係としての自己』みすず書房、二〇〇五年、第Ⅻ章。

5 木村敏『分裂病の現象学』弘文堂、一九七五年、二一四頁、『新編 分裂病の現象学』ちくま学芸文庫、二〇一二年、二八一頁。

6 V.von Weizsäcker: Begegnungen und Entscheidungen. Ges. Schr. 1. Suhrkamp; Frankfurt, 1986, S.300.

7 ders : Der Gestaltkreis. Theorie der Einheit von Wahrnehmen und Bewegen (1940). Ges. Schr. 4. Suhrkamp; Frankfurt 1997, S.83. 木村敏・濱中淑彦訳『ゲシュタルトクライス』みすず書房、一九七五年、三頁。

8 「生命論的差異」については、木村敏『関係としての自己』(みすず書房、二〇〇五年)の第Ⅷ章を参照。

9 V.von Weizsäcker: Der Gestaltkreis, S.83 (邦訳三頁)。

10 このことに関しては、小林敏明「断絶する今」(『思想』二〇〇七年、第一〇号)を参照。

11 V.von Weizsäcker: *Der Gestaltkreis*, S.318 (邦訳二九八頁)。強調はヴァイツゼカー。

12 Ibid., S.110 (邦訳四二頁)。

13 Ibid., S.297 (邦訳二七三頁)。

14 Ibid., S.297 f (邦訳二七四頁)。

15 Ibid., S.298 (邦訳二七四頁)。

16 これに関しては、木村敏『心の病理を考える』(岩波新書、一九九四年)一九五頁以下を参照。

四章

生命・身体・自己
——統合失調症の病理と西田哲学

1　統合失調症と Person の病理

統合失調症 Schizophrenie（旧呼称「精神分裂病」）は、十九世紀末にエーミール・クレペリン[1]によって「早発痴呆」Dementia praecox として記載され、一九一一年にオイゲン・ブロイラー[2]によって「統合失調症」Schizophrenie と改称された精神病で、当時から今日まで変わることなく精神医学の中心的疾患であり続けている。

クレペリンの「早発痴呆」概念は、それまでに記載されていた「破瓜病」「緊張病」「妄想痴呆」などの精神病を、若年期に発症して急速に社会生活能力を喪失するという共通の経過からまとめたものであり、ブロイラーの「統合失調症」概念は、そこに見られる精神活動が統一を欠いた分裂状態に陥っているという状態像の特徴から名づけられたものである。したがってこの両概念は厳密には重なり合わず、経過の上で「早発痴呆」とは言い難い患者が「統合失調」の状態像を呈する例も多数見出されることになり、その後の精神医学における疾病分類の混乱を招くきっかけとなった。

統合失調症の典型例が発症するのは十代後半から三十代前半の青年期で、いったん発病すると普通は終生治癒することなく、人生の大部分を社会から疎外された孤立のうちで過ごさなくてはならなくなる。人生を生きるということが他人との対人関係のなかで社会生活を営むことである以上、この病気は患者の人生を根本的に不可能にするもっとも悪性の精神病であるといってよい。

以前はこの病気の特徴として、周囲世界についての妄想的な誤認、他人からの声の幻聴を中心とする知覚異常、それらと密接に関連する不合理で不自然な思考や行動、周囲に対する身体的・感情的な反応の異常（錯乱興奮や無反応）などが挙げられてきた。しかしこれらの「産出的」な症状は、経過や予後の点で統合失調症とは明らかに異なるさまざまな精神病（例えばいわゆる「非定型精神病」や覚醒剤などの中毒性精神病）でも認められることから、二十世紀後半以降の精神病理学では、そういった症状産出はあまり目立たないのに統合失調症独特の経過や予後を示す「単純型」ないし「寡症状性」origosymptomatisch の統合失調症に注目する研究者が出てきた。言い換えれば、横断面的な状態像中心のブロイラー的な見方から、縦断面的な経過を重視するクレペリン的な見方へ立ち戻る傾向が見られるようになった。そしてそれに伴って、表面的な症状よりも患者が他者ないし世界に対して示す存在様式の病理を重視する、臨床哲学的な議論がしきりに行われるようになった。

しかし統合失調症が示す症状のうちにも、他の精神病にはほとんど見られない。その意味で疾患特異的といえるものがある。その中でも特に重要なのは、「作為体験」Gemacht-Erlebnis あるいは「させられ体験」と、「思考伝播」Gedankenausbreitung あるいは「つつぬけ体験」の二つである。

作為体験とは、患者が自分の行動をいちいち「他人から操られ、させられている」と感じているものので、ここでは患者の意志行為の主体が自己性を失って他者性をおびている。思考伝播では、逆に患者は自分の内心が細部にわたるまですべて周囲の他人につつぬけになっていると感じている。つまり患者の意識の自己所属性が不明確になり、自己の内面が同時に他者によっても所有されることになる。

この二つの疾患特異的な症状が物語っているように、統合失調症の患者では、自己の主体性あるいは意識の自己所属性という、自己を「他ならぬ」個別的自己として成立させている要件が損なわれている。自己と非自己、自己と他者の境界が不鮮明になって、自己の行為が同時に他者の行為として、自己の意識が同時に他者の意識として経験される。そのために患者は、客観的に見れば患者本人とは無関係な周囲の出来事を、いちいち自分に関係のある出来事として経験し、いわゆる「関係念慮」Beziehungsideen を抱くことになる。

私は一九六五年に発表した最初の統合失調症論文「精神分裂病症状の背後にあるもの」[3]で、この疾患の精神病理学はその多彩な症状に目を奪われることなく、その背後にある基礎的過程としての「自己の個別化の原理の危機」に着目すべきであることを述べた。この見解は半世紀を経た現在でも寸分変わっていない。統合失調症の病理を理解するためには、患者の自己の特異なありかたに注目して、それを自己と他者との間主観的ないし相互主体的な関係の病理として考えるという、いわば臨床哲学的な姿勢がどうしても必要となる。

このような議論に先鞭を着けたのは、フッサールの現象学から心理主義的な先入見の排除と本質直観を学び、さらにハイデガーが『有と時』で提示した「現存在分析論」Daseinsanalytik を導入して「現存在分析」Daseinsanalyse の鼻祖となったルートヴィヒ・ビンスヴァンガーである。

ビンスヴァンガーは、彼が現存在分析を標榜する前の一九二四年に書いた論文で、統合失調症の

「直感診断」ないし「感覚診断」Gefühlsdiagnose の可能性について論じている。これは精神科医が統合失調症患者に出会ったとき、その症状を確認して医学的な診断を下す前に、一目でその患者が統合失調症であることを正しく直覚する現象を指している。彼によれば統合失調症のような感覚診断は、《たとえば内科医が高熱以外の症状を示さない患者について、これはチフスだとか肺炎だとかの「感じ」あるいは「勘」を表明するのとはまった別のもの》であり、内科医の感覚診断がいわば「感じに頼った」nach dem Gefühl ものであるのと違って、普通の「感じ」とはまったく別の、本質直観の能力に基づいた特別の「感覚」を用いた mit dem Gefühl ものである。そしてこの特別の感覚というのは、《ある統合失調症患者の Person を知覚する場合、彼が私に対して人間的には als Mensch 極めて友好的であるのに、そこになにか内的にはね返される印象があり、彼との内的な一致を妨げる障壁があるという感覚であって、《ときにはこの疎通性の欠如が、彼についての唯一の知覚となることもある》のだという。[4]

これと同じ認識をベルクソン哲学に依拠しながら示したのはウジェーヌ・ミンコフスキである。彼は統合失調症の基礎的な障害（これを彼は「成因的障害」trouble générateur と呼ぶ）を、「現実との生命的接触の喪失」perte du contact vital avec la réalité と名づけ、《統合失調症患者は、感覚運動器官、記憶、知能などにはなんら障害がないにもかかわらず、現実との生命的接触を失う。この接触は、環境との関係における生きた personne の根幹そのものと関連する》という。彼によれば、personne が personne として成立するのは、現実との生命的接触においてにほかならない。[5]

われわれはここでビンスヴァンガーとミンコフスキの二人がともに Person, personne という語を用いていることに無関心ではいられない。この日本語には非常に翻訳しにくい語でもって、彼らはなにを表現しようとしていたのだろうか。

そこで想起されるのは、この二人と同様に現象学的精神病理学を志したアルトゥール・クローンフェルトの統合失調症論である。[6] クローンフェルトは、統合失調症の基礎障害をほかならぬ「Personの喪失」に見る。彼によればPersonとは、生物学的・種的な意味での「個体」Individuumに、統一的能動性の原理である。「自己」Selbstが働くことによってはじめて可能になるような、人間特有のものである（S.51）。《Personとは自己自身を内的に所有している個体性、自らの体験と行為に際してそれと同時に自らの自己を体験し行為する個体性である》（S.44）。《Personはそれぞれその自己において、その自己性Selbstheitを通じて他と異なっている》（S.45）。自己が自己となるためには、そこに汝としての他者が現れなくてはならない。汝との《共同性Gemeinschaftが可能である場合にのみ自己性が可能である》（S.48）。自己性の前提となり、自と他、私と汝をともに基礎づけていながら、それ自体は自他の区別を超越しているこの本質領域を、クローンフェルトはMetakoinonつまり「メタ共同性」と呼ぶ（S.49）。自他の区別としての個体化は、このメタコイノンの現勢化と差異化によってのみ可能である（S.49）。

自己がこのメタコイノンから自己自身を限定して、単なる個体からPersonとなるためには、そこに統一的能動性を有する自我のノエシス的作用としての志向性が必要である（S.44）。統合失調症では《この志向性が原発的に障害されて、自己性がその根底から破壊される》。そして《Personは絶えず非Person的な個体にまで没落する危機に直面する》。これが統合失調症の基礎障害にほかならない（S.359）。

2　Personと身体化された自己

R・D・レインは、一九六〇年代から七〇年代にかけて、精神医学が患者自身の治療よりも社会防衛的な任務を重視しすぎるといって精神医学を糾弾した「反精神医学」の運動で、その旗手の役割を演じた英国の精神科医だが、大陸の実存主義的・現象学的な哲学の影響を受けて今日でも一読に値する統合失調症論、分裂病質論を書いている。彼は自己というものを、身体と分かちがたく結びついている「身体化された自己」embodied selfと、自己を多少とも身体から分離ないし遊離した存在として体験している「身体化されない自己」unembodied selfとの二つのあり方で捉える。身体化されない自己から見ると、身体化された自己は「にせ自己の体系」false-self systemないしpersonalityであって、真の自己ではない。[7] 統合失調症あるいは分裂病質schizoidとは、この二つの自己のあり方が統合されずに分断されている状態だと彼はいう。

自己はとりあえず、自己自身にとってのあり方と他者にとってのあり方との、二つの存在様態を示す。自己自身にとっての自己が、レインのいう「身体化された自己」と「身体化されない自己」との二つのあり方をいずれももちうることは容易に考えられる。自己は自分自身の身体を知覚ないし感覚することができ、そのようにして見出されたsich befinden自己の情態性Befindlichkeitが、自己のそのつどの行動を左右する。自己が「いまここ」という時間的空間的な場所を越えることができないのも、「死すべきもの」としての自分の有限性に気づくのも、身体化された自己としてにほかならない。

しかし自己がそのような情態性や有限性の覚知をノエマ的に意識しうるということは、このノエマのノエシス面として、身体的拘束を超越した「身体化されない」自己が働いているということでなければならない。そのような「真の」自己から見れば、そのつどの気分に動かされる「身体化された」自己は「にせ自己の体系」以外のなにものでもない。

一方、他人にとっての自己は、必然的に「身体化された自己」である以外ない。身体に拘束されない「純粋」なノエシス的自己は、他人の目に触れることがない。他人にとって私の内面的自己は、あるいは私にとって他人の内面的自己は、可視的な身体ないし身体的な行動を媒介にして与えられるものに限られる。つまりそれぞれの内面的自己は「人物」Person ないし「人柄」personality として自らを示すことによってはじめて他人にとっての存在となる。Person の語がラテン語で「仮面」を意味する persona に由来することはよく知られているが、他人を前にした自己にとって、身体は自己自身にとっての自己を――望ましい仕方で、あるいは望ましくない仕方で――隠し、代理する仮面という役割を演じることになる。

身体が自己を望ましくない仕方でも代理しうるという事実から、対人恐怖症という精神病理的事態が発生することになる。[8] 対人恐怖症というのは、自分の好ましくない身体的特徴（人前で赤面しやすい、自分の表情や視線が相手に不快感を与える、体臭が強いなど）のために他人との接触を避けて人前に出なくなるという症状で、欧米人に比べて日本人に多いとされている。多くは神経症レベルにとどまって、深い精神障害に発展することは少ないが、なかには他人が自分の不快な身体的特徴に気づいて自分を忌避しているに違いないという妄想的な確信を抱くような例もあるし、統合失調症の前駆症状としての対人恐怖症状もある。

対人恐怖症が「羞恥」の病的な形態として理解しうることは容易に考えられる。マクス・シェーラーは彼の遺稿「羞恥と羞恥心」[9]の中で、《身体が人間の本質に属するからこそ、人間は羞恥せざるをえない状態になることがある》のだし、また《自分が精神的人格として存在することを、「身体」および身体から生じうるすべてのものからまったく独立したものとして体験するからこそ、人間が羞恥しうる状態になることが可能なのである》という。羞恥心の強い女性でも、自分の裸体を職業的モデルとして画家に見られたり、患者として医者に見られたりする状況では羞恥を感じない。それは彼女が、個人的な自己を指示するPersonとしてでなく、一般者として与えられていることを知っているからである。また彼女は、恋人から裸体を注視されても羞恥を感じない。この場合は、自分が純粋に個人として与えられていることを知っているからである。ところが自分を一般者として見ているはずの画家や医者がたまたま個人的な目で彼女を見たり、逆に恋人から画家がモデルを見るような目つきで眺められたりすると、彼女はすぐさま反射的に羞恥心を感じることになる。だから羞恥を引き起こす「自己への顧み」Rückblick auf ein Selbstが生じるのは、《感知される他人の志向が個体化的意図と一般化的意図とのあいだで動揺する場合であり、自分の志向と自分の体験した相手の志向とがこの相違に対して反対方向をとる場合である》とシェーラーはいう。

よく知られているように、対人恐怖症には症状の発現しやすい状況と発現しにくい状況がある。対人恐怖症状が発現しにくい、患者にとって楽な状況には正反対の二種類のものがあって、そのひとつは家族や気心の知れた友人など、いわゆる「身内」の人だけのうちにいる状況であり、もうひとつは逆にまったく見ず知らずの「あかの他人」にうちにいる状況である。この両極端の中間の状況、つまり完全な身内でもなくまったく無関係な他者でもない、中途半端な顔見知りの人たちの前で、対人恐怖の症状は最も強く出現する。身内の人たちは患者を「一個の人物」として捉えることが少ないし、まったく無縁な他者たちにとって患者はそもそも「人物」として与えられていない。症状が強く出現するのは、患者が相手から一人の人物として、人称的に、つまりPersonとして捉えられるような対人関係においてだということができる。相手からPersonとして見られるということは、自己が自分を（相手にとっての）「身体化された自己」として対象的・ノエマ的に体験し、「自己への顧み」が生じざるをえないということである。これが病的羞恥としての対人恐怖症状を引き起こしやすい状況となることは、容易に理解できる。

3　生命と身体

生きるということはどういうことだろうか。私はいまここに生きている。それは、とりあえずは、私が私自身の有限な生を生きているということである。私の生の有限性は、私が他人でありえないということに基づいている。私は他人の目で、他人の視点からものを見ることができないし、他人が現在占めている場所を同時に占めることはできない。なによりもまず、私はいつかは死ぬだろうし、そのときにまだ生きているであろう他人に成りかわってその生命を生きることはできない。私が生きるということのこの有限性は、私が一個の私自身の身体を生きている、私自身のこの身体しか生きられないということに基づいている。

私が一個の有限な身体しか生きられないということ、ほかならぬそのことが、私の自己が歴史的な存在であることを基礎づけている。「歴史的」ということは始まりと終わりがあるということである。年代誌なら、どこから書き始めることもできるし、いくらでも書き続けることができる。歴史が年代誌と違うのは、歴史には物語の始まりと終わりがあるということである。個人の人生の歴史、個人の生活史にも、始まりと終わり、生誕と死がある。西田は「歴史的身体」ということを言う。[10] 歴史的身体を生きることによって、私は他人と違った物語を生きる私自身の自己でしかありえないし、他人と違った私自身の自己であることができる。個人の生が生誕と死によって区切られているということと、自己が他者から区別された個別者であるということは同じひとつの有限性、同じひとつの物語的歴史性の時間面と空間面での現れにすぎない。

古来の日本語では、自己のことを「みつから」という。「み」はいうまでもなく身体を意味し、「つ」は場所の助詞、「から」は由来の意味である。「みつから」は自己の身体に由来する自発性を指して言われた言葉だった。また、「我が身」「身ども」「御身」などの用法が示しているように、「身」が物理的身体だけでなく私や他人の人物 Person そのものを指す場合の多いことにも、注目しておくべきだろう。ドイツ語や英語で「自己」の意味に用いられる Selbst や self の語が、元来は人称性と無関係に「同一」を意味しているのと違って、「みつから」は明白に人称的な自己自身の Person を指している。[11]

しかし、私が生きているという場合、この「生きている」には、そのような私自身の身体的生命を生きているというだけにはとどまらない、もう少し人称性を離れた、非・人称的、非・個体的な意味も含まれているのではないか。そこにはどこか、この私が非人称の「生命一般」のようなものの働きによって「生かされている」、あるいはより正確には「生きられている」というニュアンスが含まれているのではないだろうか。多くの場合、私は自分自身が「生きている」ことを、自力で、自分の意志で能動的に生きているのではなく、むしろ受動的に、生を与えられている状態として経験しているのではないだろうか。

その場合には、「生きている」のはこの「私」ではなくて、だれのものでもない、あるいは「生きとし生ける」すべてのものに共通する「生命一般」とでもいうべきものであって、私はその生命一般が生きている「いまここ」という「場所」にすぎないということになるだろう。私は私自身の身体という場所で非人称の生命一般ともいうべきものを受け入れ、私の生命は、ベルクソンの表現を用いれば、この「生命の躍動」élan vitalという宇宙的自発性の現在の受け皿として経験される。この事情を、ヴィクトーア・フォン・ヴァイツゼカーは「身体性でもって生命が生命の中に入ってくる」Mit der Leiblichkeit kommt Leben ins Lebenと表現している。[12]

そうだとすると、ここでは「入ってくる」生命、つまり私という人称的自己以前の生命と、それを「受け入れる」私自身の生命との、いわば二重の生命が語られていることになる。そして後者の生命は身体的自己の、「みつから」の有限な生命、生誕と死によって区切られた「歴史的」な生命であり、これに対して前者の生命は、このような有限性を知らず、身体的な自他の区別も知らない、非人称で無限定な生命だということになるだろう。朝目を覚ましたときでもよい、私が深い無意識や忘我の状態から自分自身を取り戻して「私は生きている」と感じるときなど、そこでは過去から未来へと遍歴する個別的自己の生存の意識と、そこに入り込んでそれを生きている非人称の生命との両方が、区別しがたく入り混じって経験されているように思われる。

西田幾多郎は、《実在的生命は身体的と考えたいと思う。身体なくして実在的生命というものはない》[13]という立場から、次のように言う。

真の生命というべきものは、ベルグソンの創造的進化という如き単に連続的なる内的発展ではなくして、非連続の連続でなければならぬ。死して生まれるということでなければならぬ。……ベルグソンの生命には真の死というものはない。……真の生命というのは、唯私の所謂死即生なる絶対面の自己限定としてのみ考え得るものでなければならぬ。真に限定するものなきものの自己限定としてのみ考え得るのである。……我々は我々の個人的自己の自己限定の底に於て、絶対の無に撞着するのである。明日の我として蘇るものを越えて、再び自己として蘇らないもの、唯、他人として蘇るものに撞着するのである。[14]

ここで西田が「死即生なる絶対面」とか「真に限定するものなきもの」とか「個人的自己の自己限定の底」における「絶対の無」とか述べているもの、それは私がここで言おうとしている「非人称で無限定な生命」と重なるものなのではないか。真の生命が「非連続の連続」だという西田の見方は、右に述べた「二重の生命」を個別身体的な、西田のいう「実在的生命」から見たものである。そして「死して生まれる」という表現は、この非人称・無限定な生命を「生」であるだけではなくて「死」でもあるという観点から出てきたものだろう（この点についてはすぐ後にまた述べる）。

「生命」という語を語るとき、われわれはそれをどうしても自分自身の、さもなくば誰かある他人や生物の個体的生命、自己や他者の身体的生存という意味で語っている。西田の場合も一応そういえる。日本語の「生命」はともかくとして、西洋諸国語で life, Leben, vie という語が「生存」の意味と同時に「生活」の意味を表していることからも、これが個人的・個体的な生命の意味で用いられていることがわかる。

よく知られているように、ギリシア語はこの個体的身体的な生命を表す bios の語のほかに、やはり生命を表すもう一つの語 zoé をもっている。この語は動物を意味する zôon と同根で、元来はビオスのように個性をもたない、「単に生きていること」das bloße Leben の意味で語られたのだろうと思われる。しかしこの語は、ニーチェが[15]「アポロン的なもの」に対比させた「ディオニューソス的なもの」から触発された神話学者のカール・ケレーニーが[16]、古代ギリシアの神話的存在ディオニューソスに具現されているような、生命一般の根源的な生々躍動 Lebendigkeit を指す語として用いて以来、とくにビオスとの対比において、哲学的に生命を論じる際に欠かすことのできない概念となった。上に引用したヴァイツゼカーの言葉「身体性でもって生命が生命の中に入ってくる」は、この両概念を用いて言い換えれば「身体性でもってゾーエーがビオスの中に入ってくる」ということになるだろう。

ケレーニーによれば、ビオスと死（タナトス）との関係は、ビオスが生として死を排除するという意味での対立関係ではない。むしろ個人の死は個人の生の一部である。それとは逆に《ゾーエーは、死すなわちタナトスとことのほか対立的な関係にある。ゾーエーから明瞭に「ひびく」ところのものは「非＝死」Nicht-Tod である。それは死を自分に近寄せない何ものかである。……ゾーエーはそれを通してビオスの一つひとつが真珠のように並べられる糸であり、この糸はビオスとちがって、ひたすら無限に連続するものだと考えられる》。《われわれは……ゾーエーを、すなわち特性のない生を、実際に経験する。これはわれわれにとって最も親密な、最も素朴な、最も自明な経験である。生の脅威が経験されると、生と死の相容れがたい対立が、不安、驚愕、恐れとなって経験される。……われわれはゾーエーが別のビオスに移って連続することを望むだろう》。《ゾーエーは自分自身が破壊されるという経験を承認しない。それは終わりのない、無限の生として経験される。その点でゾーエーの経験は、ビオスつまり有限の生のもとに行われる他のあらゆる経験とちがっている》（邦訳一七頁以下）。《ゾーエーは〔フロイトのいう〕死の欲動の前提であり、死はゾーエーと関係することによってのみ意味がある。死は……それぞれの個別的なビオスに含まれるゾーエーの産物なのである》（邦訳二二二頁）。

身体性でもって生命が生命の中に、つまりゾーエーがビオスの中に入ってくると書いたヴァイツゼカーは、別の箇所で《生それ自身は死なない。個々の生きものだけが死ぬ》das Leben selbst stirbt nicht; nur die einzelnen Lebewesen sterben という。[17] そしてまた別の箇所では「死」を「転生」Wandlung ないし「再生」Wiedergeburt と関連させてもいる。[18] これを先の西田の言葉、《我々は我々の個人的自己の自己限定の底に於て、絶対の無に撞着するのである。明日の我として蘇るものを越えて、再び自己として蘇らないもの、唯、他人として蘇るものに撞着するのである》と照らし合わせれば、西田のいう「絶対の無」をゾーエー的な「生それ自身」と重ねて理解してよいことは十分に考えられる。

しかし、「ゾーエーは死を排除する」、あるいは「生それ自身は死なない」ということは、ゾーエーがビオスに含まれる個人の死とはまったく違った意味で「死それ自身」でもあるということを意味していないだろうか。ゾーエーはそれ自身、生命の根源であると同時に死の根源でもあるからこそ、つまり生死一如の根源的な場所であるからこそ、単なる個体的・ビオス的な死を排除し、個体が死ぬという意味では死なないものではないのだろうか。だからこそ、ゾーエーはフロイトのいう「死の欲動」の前提となり、個体の死がそこへ向かっての「反復」となりうるような、つまり個体がそこから生まれそこへ向かって死んで行く場所となりうるのである。[19] ビオス的生命以前、ビオス的死以後の場所としてのゾーエーは、端的に「死そのもの」であるといってもよいだろう。

個体の生以前であり個体の死以後であるような「死そのもの」、それは端的に「非人称の死」であるだろう。われわれは日常、私自身についての一人称の死、身近な人についての二人称の死、対象化可能な他者についての三人称の死を考えている。それらはすべて、個別的な生の否定であるような死、それぞれの生が歴史的であるのと同じ意味でそれ自体歴史的であるような死である。リルケが『マルテの手記』で、だれもが自分自身の「死」をもっていると書いた意味での個性的な死である。しかしここでいおうとしている非人称の「死そのもの」は、そういった個別的で個性的な死ではまったくない。実は「死そのもの」という言い方も、その呼称としては正しくない。というのは、それは「誰それの死」として思い浮かべることのできるような「もの」ではなく、そういった事実的な死を「生み出している」潜勢態としての「死」なのだから。

ドゥルーズは『意味の論理学』で、非人称の「ひと」le on についての議論の中で "il meurt comme il pleut" という文章を書いている。[20] このフランス語はほとんど翻訳不可能である。Il pleut（雨が降る）の il はドイツ語の es regnet の es、英語の it rains の it と同じく非人称の代名詞だが、il meurt（それが死ぬ）の il も「誰が」ということのない、やはり完全に非人称の代名詞である。辞書を引いてみると、フランス語には "il meurt beaucoup d'enfants"（たくさんの子どもが死ぬ）という言い回しもあるらしい。だからこの il は単数複数の区別も問わない。

ドイツ語の非人称代名詞 es は、フロイトが（グロデックの示唆を受けて）これを「エス」das Es として概念化し、従来からの「無意識」の概念をそれに置き換えたことで、精神分析の基本概念の一つとなった。フロイトは、心的活動が無意識の欲動に支配されている状態から自我の主体性を回復してやることを目指して、「エスありしところに自我あらしめよ」Wo Es war, soll Ich werden[21] という有名なモットーを掲げた。これに対してヴァイツゼカーは、このフロイトの主張を認めた上で、その補完として、患者の主観的な対世界関係から身体的・生命的な「エス」の形成を導く必要もあると考え、「自我たりしものをエスたらしめよ」Was Ich war, soll Es werden を補った。[22] 哲学に目を向けると、ハイデガーは、「あるということ」Sein はそれ自体存在者ではないのだから、「あるが存在する」Sein ist とはいえず、es gibt Sein としかいいようがないと書き、この Sein を Sein として「与える」es について（やはりそれを大文字で Es と書いて）、その「与えかた」を問うている。[23] 非人称代名詞「エス」をめぐるこれらの諸問題に関しては、私もかつて立ち入って論じておいた。[24]

ゾーエーはこのようにして、意識には非人称の代名詞「エス」としてしか表象されないような、

「自然」（じねん／しぜん）の根源的な自発性それ自体であるところの、生死の区別以前の生即死、死即生の潜勢態である。しかしそれだけではない。ビオス的な生と死がそれぞれの個人の人称的存在についていわれるものだとすると、ゾーエーはそのような個人と個人の区別以前の、自即他、他即自の根源的一者でもあるだろう。ケレーニーがゾーエーの化身として捉えたディオニューソスについて、ニーチェはこう書いている。

> ディオニューソス的なものの魔力の下では、人と人との紐帯が再び結び合わされるだけではない。疎外され敵視されあるいは抑圧された自然が、その蕩児である人間との和解の祝祭を再び寿ぐのである。……ベートーヴェンの「歓喜」の頌歌を一幅の絵画にしてみるとよい。そして幾百万の人々が恐れ戦いて大地にひれ伏すときに、ひるむことなく空想をめぐらすなら、ディオニューソス的ものに近づきうるのだ。……いまやすべての人がそれぞれその隣人と同化し和解し融和するのみならず、それと一つになる。[25]

ゾーエー的な生即死の生死未分・自他未分の根源的一性が、アポロン的な「個別化の原理」に触れて個々の個別者に分離し、しかしその分離後もそれぞれの個別者に分有されて、各個体における生と死の人称的・非人称的な二重性を形成することになる。この二重性こそ、西田のいう「絶対矛盾的自己同一」の根源をなすものではないか。自己は各自が個別的自己であることによって、各自のうちに自己自身の個別性と同時に、この個別性をかりそめの「マーヤーのとばり」とする「エス」的な根源的一者という、互に相容れない二つの存在様態を抱え込むことになる。

4　自己と身体

統合失調症では自己が自己を自己として経験することが困難になる。西田的な用語を使っていえば、それは自覚の病理、自己の自己限定の病理といってもよい。そしてその前提には当然、自己の成立、自己の経験を成り立たせている「自己の内に自己を映す」自覚の働きの病理があり、「於てあるもの」「映されたもの」としての自己と、それが於てある「場所」「映すもの」との関係の病理があると考えなければならない。これをビオス的現勢態とゾーエー的潜勢態との関係の病理といっても同じことである。

先にも述べたように、統合失調症の患者は自分の行動が一々他人の意志によって操られ（作為体験）、自分の内面がそのまま他人に伝達されている（思考伝播）と感じている。そして彼らに対して他人たちは、その内面に対して逐一批評を加え、命令を伝えてくる。そしてこれはすべて幻の声という伝達形式を取る（幻聴）。

例えば私が現在治療している三十代のある女性患者は、中学二年生の頃から自分の考えが他人に「伝わる」と感じはじめた。なぜそれがわかるかといえば、患者が心の中でなにかを考えると、それがただちに相手から批評され、非難されるからだという。おいしいものを食べたりいいところへ旅行したりする空想を抱いただけで、たちまちそれを非難する声が聞こえてくる。自宅の周辺に住むすべての人たちに伝わるだけではない。テレビを見ているとその画面に出ている人にも伝わって、それに対する非難の声が帰ってくるので、とくにリアルタイムで放映されている番組やニュースは絶対に見ることができない。

西田は「私と汝」の中で、われわれにとって決定的に重要な次のような文章を書いている。

> 絶対の死即生である絶対否定の弁証法においては、一と他との間に何らかの媒介するものがあってはならない。自己が自己の中に絶対の他を含んでいなければならぬ、自己が自己の中に絶対の否定を含んでいなければならぬ、何らか他に媒介するものがあって、自己が他となり、他が自己となるのでなく、自己は自己自身の底を通して他となるのである。何となれば自己自身の存在の底に他があり、他の存在の底に自己があるからである。私と汝とは絶対に他なるものである。私と汝とを包摂する何らの一般者もない。しかし私は汝を認めることによって私であり、汝は私を認めることによって汝である。私の底に汝があり、汝の底に私がある。私は私の底を通じて汝へ、汝は汝の底を通じて私へ結合するのである。絶対に他なるが故に結合するのである。[26]

自己が自己において絶対の他を見ると考える時、我々の自己は死することによって生きるという意味を有し、他の人格を認めることによって自己が自己となる。私の根柢に汝があり汝の根柢に私があるということができる。かかる弁証法的限定においては私に於て見る他と考えられるものは、単なる他ではなくして汝の呼び声の意味を有っていなければならない。……自己の底に絶対の他を認めることによって内から無媒介的に他に移り行くということは、単に無差別的に自他合一するという意味ではない。……自己が自己自身の底に自己の根柢として絶対の他を見るということによって自己が他の内に没し去る、即ち私が他において私自身を失う、これとともに汝もまたこの他において汝自身を失わなければならない。私はこの他において汝の呼声を、汝はこの他において私の呼声を聞くということができる。[27]

私は以前、統合失調症の症状論についての論文[28]の中で、この西田の記述は統合失調症患者の病的体験そのものの記述と見ることができるということを述べた。西田が自らの統合失調症的な体験を記述しているというわけではない。そうではなくて、彼は患者のそういった症状が可能であるための条件を述べているのである。言い換えれば、統合失調症の患者は一般人に理解不可能な「異常体験」を抱いているのではない。さらに言い換えれば、現今の精神医学が想定しているように、患者の脳になんらかの病的障害が生じていて、そのために健常者では絶対に見られない特異な体験が生じているのではない。患者はある意味で「真実」を語っているのであって、ただそれが「健常」な日常生活を可能にするようなかたちで彼の意識に統合されていないだけ、あるいは私たち「健常者」がそれを追体験できないだけのことなのである。

西田はまたこうもいう。

動物の生命は人間の生命を極として有ち、人間の生命は動物の生命を極として有つ……。而して我々の生命がその極限においてかかる自己矛盾に撞着するということは、作られたものから作るものへとして絶対否定によって媒介せられる我々の生命が、絶対否定に撞着するということであり、そこには逆に絶対無限に自己自身を表現するものに撞着するということである。そこに我々が死することによって新たなる生命を得るという絶対者に撞着するのである。かかる絶対無限の客観的表現によって媒介せられることによって世界は人格的となるのである。而して私は汝に対するのである。個物と個物との相互限定は私と汝との相互限定となるのである。我々の人格的自覚は、無限なる歴史的形成の世界から生まれるものでなければならない。人格は我々の身体的自己の歴史的・社会的制作から発展し来るのである。[29]

これを本論考での我々の言葉に「翻訳」すれば、ほぼ次のようなことになるのではないか。

ゾーエーはビオスを対極としてもち、ビオスはゾーエーを対極としてもつ。我々が「生きる」という事態が、個別的生命と一般的生命のこのような自己矛盾に撞着するということは、種として形作られた一般的生命から個体が生まれ、この個体がさらに種を作って行くという仕方で、ゾーエーという絶対否定によって媒介された我々のビオス的生命が、絶対否定に撞着するということであり、そこには逆に絶対無限のゾーエーがビオス的に自己自身を表現するという矛盾に撞着するということである。それは我々が死んでゾーエーに還ることによって新たな生命を得る。そういった意味での絶対者に撞着するということである。このような絶対無限の客観的・対象的なビオス的表現に媒介されることによって、生命の世界は個人の生命としてPerson的となる。それによって私は汝に、人称的に相対するのである。ビオスとビオスとの相互限定が、それぞれPerson的な私と汝との相互限定となる。我々の個人としてのPerson的な自覚は、ゾーエーという無限によって媒介されて、死して生まれ、生まれて死する歴史的形成の世界で生じるものでなければならない。Personとは、我々の身体的・ビオス的自己が、死生に根ざしたという意味で歴史的であり、我と汝の相互限定として社会的であるような、そういった「作られて作る」働きから発展してくるものである。

統合失調症という病理が、ここに語られている意味での「人格の発展」を妨げていることは、あらためていうまでもない。それは、クローンフェルトもいうように、個体あるいは個物であるところの個人がノエシス的志向性に貫かれて自己性を獲得し、Personとして発現してくる過程の病理である。この「Personの病理」は、けっして単なる身体的存在としての「個体」、「みつから」として身体化された自己に限局されたビオス的個人の病理ではない。「人格は我々の身体的自己の歴史的・社会的制作から発展し来る」のであって、種として形作られた一般的生命が個体を生み、この個体がさらに種を作って行くという、「作られたものが作るものを作って行く」弁証法的運動の一断面である。

この「作られたものから作るものへ」の連続が、ある一人のPersonという断面で「非連続の連続」

という断続を形作る、その局面で統合失調症という病理が発生するとするならば、この病理の発症が十代後半から三十代前半という生殖年齢に集中するという事実は無視することができない。これはこの病気を、「生命そのもの」が「生殖」というかたちで非連続の連続を形成し続けて行く運動そのものの病理と見る見方にとって、有力な傍証となるだろう。そこで患者という個人が果たす役割は、たまたまその脳神経系に負わされた「脆弱性」Vulnerabilität のために、彼がこの矛盾的自己同一の重圧に耐ええなかったということにすぎなくなる。

統合失調症はなによりもまず社会生活の病理、私と汝の相互限定の病理である。ビンスヴァンガーやミンコフスキ以来の現象学的精神病理学が重視した「感覚診断」の場面において、患者の Person の病理が診断者の内面を巻き込んで、患者における「現実との生命的接触の障害」が診断者においていわば一人称的に、直接個人的 persönlich に感受されるという事実は、この病理の成立しているのが西田のいう「自己の自己限定」の場所であることを証明している。それはほかでもない、《世界が自覚する時、我々の自己が自覚する。我々の自己が自覚する時、世界が自覚する》（西田）[30] という意味での「自覚の病理」なのである。

西田は、先にも引用したように《実在的生命は身体的と考えたいと思う。身体なくして実在的生命というものはない》という立場から「生命」というものを考えた。その結果、身体的ビオスがそれの自己限定であるところの非身体的で「死即生」のゾーエー的一者を、「絶対の無」「絶対否定」あるいは「絶対の他」というような、知的理解を拒絶する表現で言い表さなくてはならなかった。しかしこのゾーエー的な根源的生命は、けっしてわれわれの日常的平常底における直観的理解を超えたものではない。先に述べた生命の二重性の自覚において、われわれはこれを「足下」に生きている。というよりもそれは、われわれが私と汝の、生きものと生きものの生命共同体を健全に生きようとするかぎり、つねにその底に直接に感じとっていなければならないものである。それは医学としての精神医学にとって、避けて通ることを許されない根本的な認識であるだろう。

本論考は、二〇〇九年六月六日に京都大学総合人間学部において開催された「西田・田邊記念講演会」での講演に加筆したものである。西田幾多郎からの引用は、一般読者のための便宜を考えて、上田閑照編の『西田幾多郎哲学論集』全三冊（岩波文庫）に拠った。

1 E. Kraepelin: Psychiatrie 4. Aufl. Barth; Leipzig, 1893.

2 E. Bleuler: Dementia praecox oder die Gruppe der Schizophrenien. In: G. Aschaffenburg (Hrg.), Handbuch der Psychiatrie. Deuticke; Leipzig, 1911. 飯田真・下坂幸三・保崎秀夫・安永浩訳『早発性痴呆または精神分裂病群』医学書院、一九七四年。

3 木村敏「精神分裂病症状の背後にあるもの」（一九六五年）『木村敏著作集 1』弘文堂、二〇〇一年。

4 L. Binswanger: Welche Aufgabe ergeben sich für die Psychitrie aus den Fortschritten der neuerenn Psychologie? (1924) Ausgewählte Vorträge und Aufsätze II. Francke; Bern, 1955, S.136.

5 E. Minkowski: La schizophrénie. 2me edit; Paris, 1953. 村上仁訳『精神分裂病』みすず書房、一九五四年。

6 A. Kronfeld: Perspektiven der Seelenheilkunde. Thieme; Leipzig, 1930.

7 R.D. Laing: The Divided Self. An Existential Study in Sanity and Madness（1959）. Pelican Books, 1965, p.66ff. 阪本健二・志貴春彦・笠原嘉訳『引き裂かれた自己』みすず書房、一九七一年、八二頁以下。

8 対人恐怖症に関しては、木村敏「私的な「私」と公共的な「私」」（一九九八年）『関係としての自己』みすず書房、二〇〇五年、第一章を参照。

9 M. Scheler: Scham und Schamgefühl. Schriften aus dem Nachlaß. Bd. I: Zur Ethik und Erkenntnislehre. Der Neue Geist Verlag; Berlin, 1933. 浜田義文訳「羞恥と羞恥心」『シェーラー著作集 15』白水社、一九七八年。

10 西田幾多郎「論理と生命」（一九三六年）上田閑照編『西田幾多郎哲学論集 Ⅱ』岩波文庫、一九八八年。

11 この点に関しては、木村敏「「心の病」とはなにか」『文明と哲学』第一号（燈影舎、二〇〇八年）三二頁以下を参照。

12 V.von Weizsäcker: Begegnungen und Entscheidungen（1949）. Gesammelte Schriften 1, Suhrkamp; Frankfurt, 1986, S.300.

13 西田幾多郎「私と汝」（一九三二年）上田閑照編『西田幾多郎哲学論集 Ⅰ』岩波文庫、一九八七年、二八五頁。

14　同書、二八一頁。

15　F. Nietzsche: Die Geburt der Tragödie oder Griechentum und Pessimismus. Carl Hanser Verlag; München, 1966. 塩屋竹男訳『悲劇の誕生』（ニーチェ全集２）ちくま学芸文庫、一九九三年。

16　K. Kerényi: Dionysos. Urbild des unzerstörbaren Lebens. Langen-Müller; München/Wien, 1976. 岡田素之訳『ディオニューソス』白水社、一九九三年。

17　V.von Weizsäcker: Gestaltkreis. Theorie der Einheit von Wahrnehmen und Bewegen (1940). Gesammelte Schriften 4, Suhrkamp; Frankfurt, 1997, S.87. 木村敏・濱中淑彦訳『ゲシュタルトクライス』みすず書房、一九七五年、三頁）。

18　Ibid, S.197f.（邦訳二七四頁）。

19　この点に関しては、木村敏『関係としての自己』（みすず書房、二〇〇五年）一九五頁以下を参照。

20　G. Deleuze: Logique du sens. Minuit; Paris, 1969, p.178. 小泉義之訳『意味の論理学 上』河出文庫、二〇〇七年、二六五頁

21　S. Freud: Neue Folge der Vorlesungen zur Einführung in die Psychoanalyse. Studienausgabe Bd. 1, Fischer; Frankfurt, 1982, S.516. 懸田克躬・高橋義孝訳『フロイト著作集１ 精神分析入門（続）』人文書院、一九七一年、四五二頁。

22　V.von Weizsäcker: Psychosomatische Medizin. Gesammelte Schriften 6, Suhrkamp; Frankfurt, 1986, S.462.

23　M. Heidegger: Zur Sache des Denkens. Niemeyer,; Tübingen, 1969. 辻村公一／ハルトムート・ブフナー訳『思索への事柄へ』筑摩書房、一九七三年。

24　木村敏「エスについて」（一九九五年）『分裂病の詩と真実』河合文化教育研究所、一九九八年。

25　F. Nietzsche: a.a.O., S.24f.（邦訳三六／七頁）。

26　西田幾多郎「私と汝」（一九三二年）上田閑照編『西田幾多郎哲学論集Ⅰ』岩波文庫、一九八七年、三〇六／

七頁。

27 同書、三二四／五頁。

28 木村敏「精神分裂病の症状論」（一九六五年）『木村敏著作集 1』弘文堂、二〇〇一年、二八七頁以下。

29 西田幾多郎「人間的存在」（一九三八年）上田閑照編『西田幾多郎哲学論集 Ⅱ』岩波文庫、一九八八年、三六二／三頁。

30 西田幾多郎「自覚について」（一九四三年）上田閑照編『西田幾多郎哲学論集 Ⅲ』岩波文庫、一九八九年、二六二頁。

五章　中動態的自己の病理

1　統合失調症者の過剰な内省と「コギト」

統合失調症の患者のうちには、自分が他人から独立した自律的な自己であることに確信が持てず、被影響体験や思考伝播のかたちでの自己主体の他有化を体験するだけでなく、絶えず「自己の存在」に注意を集中させている人が少なくない。

長井真理は「内省の構造――病的な〝内省過剰〟について」（一九八三年）[1]において、「内省型分裂病者」に特異的に見られる過剰な内省について考察し、そこに現象学的に区別可能な二種類の内省――これを長井は「事後的内省」および「同時的内省」と呼ぶ――が見出されることを指摘した。

「事後的内省」とは、「自分は他の人と違っている」などという自己規定や自己認識を与えるような「自己観察」で、形式上は健常者の日常的な「反省」や「内省」と異ならない。《観察の眼はすでにもう一定のしかたで世界へと現出してしまっている自分自身に向けられて》いて、《「みつめる自分」と「みつめられる自分」との間には主体・客体関係が成立》している。

これに対して、長井が「同時的内省」と名づけた内省では、《人といるといつも、みんなの輪の中にいる自分とそれを客観的にみている自分と二人いる。どんなに夢中になっても外から見ている自分がいていつも醒めている》と患者が言うように、《まさに今、世界へと現出しつつある自分に観察の眼が向けられている》。ここでは《「みる自分」と「みられる自分」との間に、端的な主体・客体関係はまだ成立していない》。これは《みることが同時にみられることでもあるという、二つの主体の同時的成立》であり、《非対象的・非措定的な自己への関与の亢進》である。

長井はこの「非対象的・非措定的な自己」とは何かを問うために、彼女の絶筆となった「分裂病者の自己意識における〝分裂病性〟」（一九九〇年）[2]において、デカルトがその懐疑の思考実験の末に到達した「われ思う、ゆえにわれあり」cogito ergo sum の「確実性」に手がかりを求める。

デカルトは自己存在の確実性に達するために、「疑う私」と「疑われる私」を一体化した、と彼女は言う。《最終的に確実だとされた私は、単なる能動的主体としての私でも、単なる受動的客体としての私でもなく、疑うことが同時に疑われることでもあるような行為、単なる能動でもなく受動でもないような行為の様態に関わる限りでの「私」である。そしてこのような「私」こそが、言葉の真の意味での「主体（基体）sub-jectum」（下にあるもの、根底に横たわるもの）なのである》[3]。

デカルトは『省察』（ラテン語版一六四一年、フランス語版一六四七年）の「省察二」で、《いま私は光を見、騒音を聞き、熱を感じる。これらは虚偽である、私は眠っているのだから、といえるかもしれない。けれども私には確かに見ていると思われ、聞いていると思われ、熱を感じていると思われるのである。これは虚偽ではありえない》[4]（傍点長井）と書いている。この「（私には）……と思われる」の部分のラテン語 videor は、通常の文法では「見る」videre の受動態「見られる」だが、ここではもっと古い文法である中動態「私には……と見える」の意味で用いられている、と長井はいう。

バンヴェニスト[5]によると、中動態の動詞は《主語がその過程の座であるような過程を示し、主語の表すその主体はこの過程の内部にある》のだが、長井はこれを受けて、《能動態における主語が通常の主体・客体関係における主体だとするなら、中動態における主語はこのような主体とはまったく異なった「主体」であると思われる》[6]、すなわち「私には……と見える」の「私」は形式的にすら主語ではないし、私に「見える」ものも私にとっての客体（目的語）ではないという。

長井によれば、デカルトが「コギト」と呼んだ「私には『私が……する』と思われる」で彼が到達した結論は、『……』内の事態にはいささかの明証性もなく、「私には『……』と思われる」だけが唯一確実だということだった。[7]しかしわれわれの日常的態度では、『……』内の能動的事態にこそ明証性があると考えられていて、「私には……と思われる」などとわざわざいうのは馬鹿げている。だから《日常的世界の明証性の成立とコギトの明証性の隠蔽とは表裏一体の関係にあり、互いに互いを基礎づけあっている》。[8]分裂病者の自己意識において特異的に亢進している「自己関与」は、まさにこの非対象的なコギトの構造をもち、日常世界の明証性が保たれているかぎり隠蔽されていなければならないはずのものが病的に顕在化しているのだ、と長井は考える。

長井が《単なる能動でも受動でもないような行為の様態に関わるかぎりでの「私」》[9]として取り出したこの「中動態的自己」について、以下、もうすこし立ち入って考察してみたい。私事にわたることをお許しいただくなら、彼女が死の床にあってこの最後の論文を構想していた頃、私はミシェル・アンリの『精神分析の系譜』（一九八五年）[10]を読んで、アンリがそこで展開している（長井と同じくデカルトの「省察二」に依拠した）「コギト」理解について考えをめぐらせていた（次節参照）。当時の長井との私的な会話の中でも、このテーマがひとつの大きな話題になっていた。長井はアンリを直接引用していないけれども、わたしとのこの対話が彼女の考察の背景にあったことは想像に難くない。ただし、アンリもわたしも中動態の問題にまでは考えがおよんでおらず、これが長井のオリジナルであることは間違いない。

2　コギトの自己性

まず、私がアンリのコギト理解について独自に試みた批判的な論考を[11]、必要な範囲内で要約しておこう。

アンリは、長井が参照したのと同じデカルトの文章に着目する。それをいま一度引用すれば（フランス語版の原文から、邦訳を一部変更して）、そこにはこう書かれている。《いま私は光を見、物音を聞き、熱を感じている。これは虚偽である、私は眠っているのだから、といえるかもしれない。けれども私には確かに、私が見ている、聞いている、熱を感じていると思われる il est très certain qu'il me semble que je vois, que j'ouïs, et que je m'échauffe。これこそ本来、私において感覚する sentir と呼ばれるものに他ならない。そしてこのように厳密に解するなら、それが思うということに他ならない n'est rien autre chose que penser》[12]。「……けれども私には確かに、私が見ている、聞いている、熱を感じていると思われる」――デカルト自身が最初ラテン語で書いたこの部分は、at certe *videre videor*, audire, calescere である

（日本語の傍点、フランス語とラテン語の斜体が対応）。Videre は「見る」の不定法、videcr は、上にも書いたように、普通には video（私は見る）の受動態「見られる」なのだが、それとは独立の中動態的な用法として「（私に）……と見える、思われる」il me semble que... の意味で用いられている。つまりそれは、視覚、聴覚、温度覚などの個別感覚から独立して（いわば共通感覚的に）、私の感覚に対して光、物音、熱などの現象が現れて、感じとられる事態を指している。

《このような「現れること」を、デカルトは彼なりの言い方で「思惟」pensée と呼ぶ》[13]。デカルトのいう「コギト」とは、《自己自身を自ら感じること se sentir soi-même であり、現れることのそれ自身への本源的現れ》[14]、つまり「感じるということが自らを感じること se sentir du sentir」なのであって、ハイデガーが解釈しているような（また一般にそう思われているような）「表象」Vorstellung の意味はまったくない、とアンリはいう。

アンリが批判する[15]ハイデガーの解釈[16]によれば、《デカルトは言う。すべての「われ思う」は「思うわれを思う」であり、すべての「私はあるものを表・象 vor-stellen する」は、同時に「私」を表・象する、つまり私自身を、表象する者自身を「私の前 vor に、私の表象の中に」表・象することである、と》。ハイデガーにおいては、表象構造のうちで必然的に自らを展開するのが「私」であり、窮極的には「私」と表象構造は同一である。対象を表象するとき、それを表象する者は自分に向かって対象を引き渡す者として、すでにそこに居合わせている。《事物および対象についての意識は、本質的にかつ根底においてまず自己意識なのである。……表・象作用にとって、人間の自己 Selbst, Soi は本質的に根底に横たわるものとして存在している。自己が基・体 sub-jectum なのである》[17][18]。

しかしアンリによれば、《現れることが自己自身を触発する。……現れることそのものが、そのままひとつの「自己」Soi であり、自己性 ipséité の「自己」、生の「自己」である。というのも「自己」とは触発するものと触発されるものとの同一性のことだからである。また、「自己」とはそれ自身以外のなにものも存在してはいず、在るのはすべて自己自身であり、それ自身が在るもののすべてであるような、存在のことだからである。このような存在を、デカルトは魂 l'âme と呼ぶが、われわれはそれを生 la vie と呼ぶ。なぜなら生とは自己自身を感得するもののことだから》[19]。

ここでハイデガーが「自己」Selbst, sich と呼んでいるものと、アンリが同じく「自己」Soi と呼んでいるものとは、同じではない。ハイデガーの「自己」は、デカルトが「われ思う」で問題にした「私」ego, Ich のことである。これに対してアンリの「自己」にはまだ「私」の一人称的な「自己意識」は備わっていない。それはまだ「現れることそれ自身」の「それ自身性」、あるいは「触発するものと触発されるものとの同一性」にとどまっていて、「他と交換不可能」な「この私」に達していない。ところがアンリは、自らの「人称以前的」な「自己」をハイデガーの一人称的な「自己」と同一視して議論を進める。《表象作用が「自己」であるのは、対置されたものが表象作用によって表象され、表象作用に対置されるからではない。表象作用がまず「自己」であって自らのうちに「自己」を宿しているからこそ、それはそれが表象するものを自らに表象しうるのである》[20]。《表象作用がまず「自己」であるからこそ、表象作用はそれ自身の自己へとこのように送り返されるもの（「私」としての「自己」）を自らの前に立てうるのである》[21]。

しかしこのアンリの議論は、統合失調症患者にはまったく適用できない。そこでは、アンリ的「自己」Soi がハイデガー的「自己」Selbst の十全なアプリオリになっていない。あるいは生の直接性における「現れること」としての純粋な自己触発に、一人称的な「私」Ich が立ち会っていない。それは、統合失調症患者が「私」を失っているからではない。「私には〝私が……している〟と思われる」の〝……〟に関しては、それが妄想的に（たとえば〝私は他人に狙われている〟というように）歪められることはあっても、そこに統合失調症に特異的な変化は見出だせない。そこで病的に変化しているのは、ハイデガー的「自己」すなわち「他と交換不可能」な「この私」と、アンリ的「自己」すなわち感覚の純粋な自己触発とを結ぶ、関係そのものなのである。言い換えれば、特殊人間的な自己意識において表象されるリアリティとしての「私」と、その生命的根拠を形成するアクチュアリティとしての「主体それ自身」との差異そのものが、統合失調症という精神医学的な事態を担っている。統合失調症においては、感覚の自己触発の「場所」としての中動態的な「主体」あるいは「自己」が成立不全に陥っている、といっても同じことである。

3　中動態における主体の在処

ここで、アンリと長井がともに着目しているデカルトの文章に出てくる、〝videre videor〟におけるvideor（「私には……に見える」）という中動態の動詞のことを、すこし考えておこう。

印欧語族（インド・ヨーロッパ語族）の古い言語形態には、まだ現在の西洋諸国語で一般に見られるような、動詞の「能動態」active voiceと「受動態」passive voiceの対立は存在しなかった。そこでは、①たとえば「見る」「聞く」などの動詞で言い表される活動の過程が、この過程を生起させている主体から主体の外部にある対象へと向かう方向をとる場合（「私は山を見る」「私は音楽を聞く」）と、②その過程が主体内部の場所で生起し、主体はこの過程の座として言い表される場合（「私には山が見える」「私には音楽が聞こえる」）とが区別されていた。前者は今日の能動態そのものであり、後者は、古代ギリシア語やラテン語に遺されたその痕跡から、「中動態」middle voice, voix moyenneと呼ばれている。そして今日の受動態（「山が私によって見られる」「音楽が私によって聞かれる」）では、中動態と同じようにこの過程の対象を形式上の「主語」に立てながら、主体（私）のほうは過程の場所としてではなく、動作主の資格で対象と同格の存在者として扱われている。

現代の西洋各国語には、この中動態はほとんどその痕跡を残していない。それに相当する意味を表現しようとする場合、フランス語では代名動詞se voir（見える）s'entendre（聞こえる）などによって、ドイツ語では再帰動詞sich sehen lassen（見える）sich hören（聞こえる）などによって、受動態と紛らわしい用法が行われているのみである。

これに対して印欧語族と関係のない日本語では、驚くべきことに、むしろこの中動態に相当する語法が現在でも広く行われている。上に挙げた「思える」「見える」「聞こえる」がそうだし、「匂う」や「薫る」も「……の味がする」も中動態とみなすことができる（ここでは「私」を主語にした能動態すら考えにくい）。さらには、西洋語では可能の助動詞と見なされる「できる」can, können, pouvoirも、日本語の場合には「私には……ができる」という中動態なかたちをとることが多い。

西洋語の文法をモデルにして日本語の文体を体系化することに強く反対している金谷武洋は、《印欧語古語には、行為者を全面に打ち出す能動相と対立する文法カテゴリーとして中動相があった。その機能は行為者の不在、自然の勢いの表現である》[22]という。そして、印欧語族の受動文においても、時代をさかのぼるほど文から行為者が消えてゆくという諸家の説を援用して、《中動相は実は印欧語における無主語文なのである》[23]と述べている。

「行為者不在の無主語文による自然の勢いの表現」ということになると、その代表的なものはもちろん、非人称の代名詞を仮の主語に立てた数々の表現だろう。われわれにもなじみ深い例としては、「雨が降る」it rains, es regnet, il pleut がある。天候、自然現象、日時などを表す文章では、原則として非人称代名詞が用いられる。それ以外でも、ドイツ語で「私は夢を見た」と言う場合には、ich täumte のほかに es täumte mir という美しい表現がある。「腹が空いた」ich habe Hunger は es hungert mich ともいう。これらの非人称代名詞 it, es, il はいずれも、金谷のいう「自然の勢い」を表している。デカルトが「見える」videor という中動態をフランス語で表現するのに、il me semble que ... という非人称の表現（英語だと it seems to me that ... ドイツ語だと es scheint mir dass ...）を用いたことを思い出しておこう。これらの非人称文では、行為主体あるいは表象者としての「私」は完全に主語の地位から滑り落ち、事態の生起する場所（過程の座）を示す「補語」（me, mir）として姿をとどめているにすぎない。

この非人称代名詞、ことにドイツ語の es が思想史上で果たした大きな役割については、すでに私自身も独立の論文を書いて論じたことがあるし、[24]最近では互盛央が広汎な文献的検索に基づいたモノグラフを公刊している。[25] 精神医学の領域でやはりなんといってもまず取り上げなくてはならないのは、フロイトが『自我とエス』（一九二三年）で、彼のそれまでの「無意識」概念をほぼ継承する新しい概念として「エス」das Es の語を導入したことである。[26] 周知の通り、フロイトが「エス」概念を採用したのは、彼の信奉者だった民間の医師グロデックの示唆によるものだった。グロデックはこう書いている。《人間は、自分の知らないものに動かされているというのがぼくの意見です。人間のなかには「エス」という何やら、驚くべき力があって、それが、人間のすること、人間に起こることのすべてを支配しています。「私は生きている」という言は、条件付きでしか正しくありません。……人間はエスによって生きられているのです》[27]。つまりグロデックが「エス」と呼んでいたのは、フロイトの考えた個人的無意識よりもはるかに根源的な、個人の「私」がそれによって「生きられて」gelebt いる「何やら驚くべき力」であり、換言すれば金谷のいう「自然の勢い」のことだったのである。

ドイツ語で、英語の there is やフランス語の il y a と一見よく似た意味で、なにかが「ある」「存在する」ことを表現する言いまわしとして、es gibt（語義通りには「エスが与える」）がある。ただし「ある」とか「存在する」とかいっても、es gibt は there is や il y a と違って、なにかが具体的に目の前に存在するという意味ではなく、そもそもこの世の中に、あるいは自然界に、そういったものがある、存在しているといった、むしろ観念的な存在を含意している。

「あるということ」Sein（日本の哲学がこれを「存在」という名詞形で訳しているのは、この上なく不適切である）と、「あるところのもの」Seiendes（存在者）とを存在論的に峻別したハイデガーは、「あるということ」は「あるところのもの」ではないのだから、「あるということ」が「ある」Sein ist

と言うことはできず、言えるとすれば es gibt Sein 以外にないという理由で、この「ある」ということをわれわれに「与え」る「エス」das Es についての思索を展開している。[28] ハイデガー自身はこの「エス」について「なにか神のようなもの」を考えていたらしいが、[29] これもやはり「自然の勢い」のようなものと考えて差し支えないだろう（別の箇所でハイデガーはこの「与える」ものとしての「エス」を「Sein そのもの」Sein selbst であるとも書いている）。[30] ハイデガーが「Sein そのもの」というとき、それは Sein と Seiendes との「存在論的差異」それ自体こそ真の意味での Sein であると考えて、これを Sein に抹消記号×をかぶせて表記したり、Seyn という古い書体を用いたりして表現しようとしていたことを思い出させる。[31]

このような自然の勢い、自然の摂理の前で、われわれ個人個人の一人称的な「私」は真の意味で「生きている」とは言えなくなり、非人称の「エス」によって「生きられている」もの、「エス」が「生きている場所」にすぎなくなる。真に生きている〈生〉、それはこの「エス」を措いてほかにはないだろう。自らの身を生きていると同時に、エスによって、〈生〉によって生きられてもいるこの「私」、これは長井が《疑うことが同時に疑われることでもあるような行為、単なる能動でもなく受動でもないような行為の様態に関わるかぎりでの「私」》と表現した中動態的自己にほかならないのではないだろうか。

4　統合失調症における中動態的自己の病理

統合失調症の基礎的病理をいわゆる「産出的症状」ないし「陽性症状」から推測することは不可能でもあるし、間違ってもいる。妄想・幻覚症状や興奮・錯乱あるいは昏迷といった産出的症状は、いずれも脳神経系を首座とする個体の行動調節機構が、統合失調症というそれ自体は個体を超えた事態に対して示す「合目的的」な生体反応にすぎず、この事態そのものの直接の顕現ではない。だからそれらの産出的症状は、統合失調症以外の精神病理的な事態（いわゆる非定型精神病や一部の器質性精神病、薬物中毒など）に際しても（必要があれば）出現しうるものである。脳神経系が活発に反応してそういった非特異的な生体反応を多発する妄想型、緊張型の病像では、その基礎にある統合失調症独自の特異的な病理が、多彩な顕在的病像に覆い隠されて現象学的な直観にまで届きにくい。現象学的な精神病理学が「寡症状型」ないし「単純型」の統合失調症に特別な注目をはらってきたのには十分な理由がある。

しかし統合失調症の「産出的」症状のなかでも、いわゆる「自我障害」、それと一部の「関係念慮」だけは、その基礎的病理がほとんど隠蔽されることなく表面化している特異な現象であるように思われる。自我障害は、一方では作為体験・被影響体験のかたちをとり、自己の内面的・外面的行動が他者主体の意志発動の結果として営まれるという点で、「自」と「他」の通常の「パターン」（安永）[32]ないし「自他勾配」の病的な逆転、すなわち「自他の逆対応」（木村）[33]が体験される。また一般に思考伝播、思考奪取、思考察知などと呼ばれている体験では、通常理解されているように「自分の考えていることが他人に伝わる」のではなく、《自分の考えがまだまとまらない前に、自分の考えようとしていたことを他人が先回りして考えてしまっている》（長井）[34]のであって、これもやはり自他の「パターン」ないし「勾配」の不自然な逆転である。この自我障害に特異的に認められる「他者の自己に対する先行性」は、統合失調症の基本的な病理を雄弁に物語っている。作為体験の時間構造については岡（二〇〇八年）[35]がすぐれた考察を行っているし、長井が伝統的に慣用されている「思考伝播」「思考奪取」「思考察知」などの名称を避けて、この現象を「つつぬけ体験」と呼ぶように提案したのも、やはりその理由からであった。

　安永浩は統合失調症の基本障害論として、この病理に特徴的に見られる（そしてそれ以外では決して起こらない）「自他のパターン」の逆転を取り出したのだが、安永がその「パターン」概念を借りてきたウォーコップは、[36]彼のいうパターンのもっとも基本的なものとして、「生」と「死」のそれを挙げている。ウォーコップによれば、《もしも私が一つのものが死んだことを知るならば、私は論理的必然として、そのものが生きていたことを知る。……しかし、もしも私が一つのものが生きていることを知るならば……そのものの死は、そのものの生きていることを含むものではなくして、ひとつの条件的偶然にすぎない》[37]。《死は生の否定である。……生は死の否定ではない。……生きていながら決して死ぬことのない人々に関する伝説ならば、われわれは現にそういうものを持っている。しかし、いつも死んでいて一度も生まれたことのないような人々の伝説というものは不可解となるであろう》[38]。

　「生」と「死」をこのような「順勾配」で——つまり「生」を自明な出発点とし、「死」をその否定とみなすような仕方で——理解する見方は、あくまでも個人の生死を基本においた「健全」で常識的な捉え方である。この見方では、死は「生きている」個人がその生存を終えてそこへ向かって「死んで行く」先であり、生はつねに死に先立っている。しかし、個別的な生きものとしての個人がそこへ向かって死んで行くこの「そこ」の場所、それを「死」と名づけるだけで果たして済むのだろうか。

ここでわれわれの視点を、個人あるいは個体から集団あるいは種へと移してみると、個体がそこへ向かって死んで行く「行き先」としての「そこ」は、むしろ種を構成するもろもろの個体が、そこから生まれてくる場所、つまり個体の生命がまだ生じていない場所、言い換えれば根源的な〈生〉の場所という意味をおびてくることに気がつく。この地球上に「生命」と呼ばれるものが発生してから数十億年、生命の活動である〈生〉は、微生物から人間に至るまでの無数の「生きもの」を生み出し続け、それらを「死」によって回収し続けながら、つねに変わらず「根源的な〈生〉の場所」であり続けてきた。古代ギリシア人はこの根源的な〈生〉を、個体的な「生命」あるいは「人生」（ビオスbios）と対比して、「ゾーエー」zoë と呼んでいた。[39]

古代ギリシアの酒と性の神ディオニューソスをゾーエーの化身として論じたケレーニーによれば、この豊穣の神は《自らが破壊されるという経験を認めず、終わりのない無限の生として経験される》[40]。それはビオスという有限な形で生ずるあらゆる生の経験とは違ったものでありながら、フロイトのいう「死の欲動」の「前提」であり、《死はそれぞれの個別的なビオスに含まれるゾーエーの産物》[41]である。そして、《死がどういうものでありうるかを、人々は高揚した生の絶頂で経験し、またゾーエーの蕩尽に酷似した性の蕩尽のうちで、ほとんど死といえるものを経験した》[42]とケレーニーはいう。性こそは、生殖によって個体のビオス的生命を生み出す淵源として、ゾーエーという「生命以前」で「生死未分」の〈生〉に直結している。

われわれ一人ひとりの個人にとって、自分がすでに個別的自己として個別化の作業を終えた有限な生を生きている存在である以上、自らのビオス的生を絶えず生み出し続けるゾーエー的〈生〉そのものを対象的に認識し、それとして経験することは不可能である。われわれがこのゾーエー的〈生〉の存在に気づくのは、それが各自のビオス的生のうちへ不断に送り込み続けている「生命の活動」のようなものを、各自の内部において、「みずから」という感覚を触発し続ける一種の感覚として、あるいは「感じるということが自らを感じること」le se sentir du sentir（アンリ）として、あくまでも非対象的・非措定的に経験することによって以外ではありえない。その場合、性の欲動、生殖への欲動こそ、そのようなビオスにおけるゾーエー的生命活動が触発する感覚の典型であろう。

統合失調症患者の多くが、他ならぬ思春期に性と生殖の欲動に触発されて自己存在の根底を揺るがされ、異性との交際や親からの独立という性的自立をめぐる葛藤が発端となって、急性発症への道をたどるという臨床的事実は、この病理がゾーエーとビオスとの接点そのものにおいて個別的自己の形成が妨げられる個体以前の事態であることを、雄弁に物語っているのではなかろうか。

5　統合失調症の精神病理学へ向けて

統合失調症とは、自己と他者ないし世界との区別をロゴス的に認識し言語的に認知しうる「人間」という名の特殊な生きものが、この区別の成立する場所であるゾーエーとビオスの接点において、自己の個別化の達成を妨げられた結果として生じてくる事態である。そしてここで「自己」というのは、自他未分の生命的自発性（「おのずから」）の淵源であるゾーエーが、それ自身を維持するためにビオスの形を借りて自らを限定／個別化し、「みずから」の営為として生殖活動を営む器官のことである。だから、くり返して言うと、統合失調症の基本的病理、基礎障碍 trouble générateur（ミンコフスキ）[43]は、けっして個人レベルの、個体が個体として成立した後での、心身複合体に生じる病的変化ではない。個体レベルの病的変化はすべて、当事者個体がこの基本的病理に対応するためにその心身両面に発現した反応の産物である。それは（対症的治療の学としての）精神医学の守備範囲には属していても、基本的病理を問う狭義の精神病理学の扱うべき事柄ではない。

個人はその「自己」という場で、ゾーエーとビオスの接点、ゾーエーがビオスに流れ込む物理的身体性という「個別化の原理」との関係、いわば「主体内在的」な「自己と自己のあいだ」をもつ。同時に各個人は身近な他者との間に、とくに「生殖」という営為にとってさまざまな意味をもつ両親、異性、同性の他者たちとの間に、さまざまの「間主体的」な「自己と他者とのあいだ」をもつ。この二種類の「あいだ」、いわば垂直的で「内主体的」な「あいだ」と水平的で「間主体的」な「あいだ」は、現象学的には等根源的 gleichursprünglich と考えられる。

ゾーエーからビオスがまさに個別化しようとする発生機の「あいだ」の場所に、まだ主格ないし対格の「私」としては、主語ないし客語の「自己」としては実体化していない、中動態的な「自己」、西田のいう「述語的・場所的な自己」が、「生の自己触発」「感覚の自己感受」としての cogito sum として成立する。統合失調症で危うくされているのは、この「コギト・スム」なのではないか。

1 長井真理「内省の構造――病的な「内省過剰」について」（一九八三年）村上靖彦編『分裂病の精神病理 12』東京大学出版会（長井真理『内省の構造――精神病理学的考察』岩波書店、一九九一年、Ⅳ章）。

2 長井真理「分裂病者の自己意識における「分裂病性」」木村敏・松下正明・岸本英爾編『精神分裂病――基礎と臨床』朝倉書店、一九九〇年。

3 長井真理『内省の構造――精神病理学的考察』岩波書店 一九九一年、Ⅸ章、一九二頁。

4 デカルト『省察』（世界の名著 27）井上庄七・森啓訳、野田又夫編、中央公論社、一九七八年、二四九頁。

5 バンヴェニスト『一般言語学の諸問題』岸本信夫監訳、みすず書房、一九八三年、一七一頁。

6 長井真理、一九九〇年、一九三頁

7 同、一九三／一九四頁

8 同、一九五頁

9 同、一九二頁

10 M. Henry: Généalogie de la psychanalyse. Le commecement perdu. PUF; Paris, 1985. 山形頼洋他訳『精神分析の系譜――失われた始原』法政大学出版局、一九九三年。

11 木村敏「コギトと自己」（一九九一年）『生命のかたち／かたちの生命』青土社、一九九二年／「コギトの自己性」（一九九六年）『分裂病の詩と真実』河合文化教育研究所、一九九八年。

12 Descartes: Œuvres et lettres. Bibliothèque de la pléiade. Gallimard. 1953, p.279.

13 M・アンリ、前掲書、一七頁。

14 同、一一四頁。

15 同、一一〇頁。

16 ハイデガー『ニーチェ』Ⅱ、薗田宗人訳、白水社 1986、三五八頁。

17 アンリ、同、一一二頁。

18 ハイデガー、同、三六〇頁。

19 アンリ、同、一九九三年、一一七／一一八頁。

20 同、一一八頁。

21 同、一二〇頁。

22 金谷武洋『英語にも主語はなかった——日本語文法から言語千年史へ』講談社選書メチエ、二〇〇四年、二〇五頁。

23 同、二〇六頁。

24 木村敏「エスについて——フロイト・グロデック・ブーバー・ハイデガー・ヴァイツゼッカー」（一九九五年）『分裂病の詩と真実』河合文化教育研究所、一九九八年、一九七頁以下。

25 互盛央『エスの系譜』講談社、二〇一〇年。

26 S. Freud: Das Ich und das Es. (1923) Gesammelte Werke XIII, Fischer Taschenbuch Verlag, Frankfurt a.M., 1999. 道籏泰三訳「自我とエス」『フロイト全集 18』岩波書店、二〇〇七年。

27 G. Groddeck: Das Buch vom Es. Psychoanalytische Briefe an eine Freundin. Internationaler Psychoanalytischer Verlag, Wien, 1923. 岸田秀・山下公子訳『エスの本——無意識の探究』誠信書房、一九九一年、一二／一三頁。

28 M. Heidegger: Zeit und Sein. In : Zur Sache des Denkens. Niemeyer, Tübingen, 1969. 辻村公一／H・ブフナー訳『思索の事柄へ』筑摩書房、一九七三年。

29 辻村公一氏の個人的教示。
30 M. Heidegger: Brief über den Humanismus (1946). In: Wegmarken, Klostermann; Frankfurt a. M., 1967. 辻村公一／H・ブフナー訳『道標』創文社、一九八五年、四二三頁。
31 木村敏「一人称の精神病理学へ向けて」（二〇〇四年）『関係としての自己』みすず書房、二〇〇五年、二五八頁。
32 安永浩「分裂病の基本障害について」（一九六〇年）『精神神経学雑誌』六二巻二号／『分裂病の論理学的精神病理―「ファントム空間」論』医学書院、一九七七年／『精神の幾何学』岩波書店、一九八七年。
33 木村敏「自他の「逆対応」」（二〇〇五年）本書一章。
34 長井真理「「つつぬけ体験」について」『臨床精神病理』二巻、一九八一年（『内省の構造――精神病理学的考察』岩波書店、一九九一年、Ⅱ章）。
35 岡一太郎「作為体験の精神病理」『臨床精神病理』二九巻三号、二〇〇八年、二七一－二八三頁。
36 ウォーコップ（一九四八年）『ものの考え方――合理性への逸脱』深瀬基寛訳、弘文堂、一九五一年。
37 同、二一一頁。
38 同、三〇頁。
39 木村敏「生命論的差異の重さ」（二〇〇二年）『関係としての自己』みすず書房、二〇〇五年。
40 ケレーニー『ディオニューソス――破壊されざる生の根源像』岡田素之訳、白水社、一九七六年、二〇頁。
41 同、二三二頁。
42 同、三七〇頁。
43 E. Minkowski: Phénoménologie et analyse existentielle en psychopathologie. L'évolution psychiatrique XIII, No.4, 1948, 137-85.

六章

自己の「実像」と「虚像」

1　はじめに

統合失調症 schizophrenia と呼ばれる精神病理的な事態では、当事者とその周囲の人たちとの人間関係が根底から障害され、これが当事者の社会生活にとって極めて深刻な影響を及ぼす。その基本的な病理が自己の自己性の成立不全にあることは、わたしが従来から繰り返し書いてきたとおりである。しかしこの「自己の自己性の成立不全」がそもそもなにを意味しているかについては、わたし自身、まだ十分に説得力のある説明をしてこなかったのではないかと思う。

さらに、この「自己の自己性の成立不全」が、「統合失調症者」と呼ばれるその当事者自身の個人的な――おそらくはその脳機能の異常に還元しうるような――病理に基因する事態であるのか、それともそこに、それよりもさらに一段深い「間人間的」zwischenmenschlich な事態、個人の精神活動や脳機能に一定の方向を与えるような個人以前の事態を想定しなくてはならないのかという問題も、あらためて問わなくてはならない。換言すれば、自己の自己性が十分にはたらいてはじめて自己と他者との間人間的関係が可能となるのか、逆に自他関係がつつがなく営まれてはじめて自己の自己性が成立しうるのかという問題である。

われわれの一人ひとりはそれぞれに自分自身の「自己」であり、自分自身の「自己」を持っている。われわれの一人ひとりが、自分自身のうちに「自己」と呼ばれるなにかを感じとっている。「自己」という語がなにを意味するかを、言葉で説明はできなくても確実に知っている。それぞれが「自己」としてこの世界を生き、そのつど「自己ならざる」他人たちに相対している。しかしそれと同時に、それらの他人たちのそれぞれもやはり彼ら自身としては「自己」であり、彼ら自身の「自己」を持ち、彼ら自身の「自己」を感じながら、それぞれに「自己」としてこの世界を生きているということを承知している。――これらすべてが、われわれの日々営んでいる社会生活の大前提となっている。

もしもなんらかの事情で、ある人が自分自身の「自己」であり、自分自身の「自己」を持っているということの大前提が成立しがたくなるようなことがあれば、それ以外の精神的・身体的な機能は完全に保持されていても、その人の社会生活は根底から疑問に付されることになるだろう。統合失調症と呼ばれる病態は、その当事者個人に焦点を当てて見るならば、ほかならぬそのような事態を指している。

「自己」とは、いま言ったように、われわれの一人ひとりがそれであると同時に、われわれの一人ひとりがそれを持っているものでもある。自分がそれを「持っている」ものについては、われわれはつねにそれがあることを、つまりその存在を感じとっている。「自己」とはその意味で、われわれ一人ひとりにとってその本質をなすと同時に、それ自身として存在するところの存在者であるといってよい。「自己」の本質と存在、「自己である」と「自己がある」のこの二重性格はどのように理解すればよいのだろうか。

ハイデガーは、[1]よく知られているように、「ある」Seinという動詞で指示されている事態そのものは存在者Seiendesではないのだから、「ある」があるSein istと言うことはできず、「ある」ということを「なにか」esが——es gibt Seinという仕方で——「与えて」いるのだと考えた。確かに、われわれにはそれぞれの「自己」が「あり」、われわれがそれぞれ自分自身の「自己」を「持っている」という場合、われわれがこの「自己」を「なにか」（それはこのesという非人称代名詞が通常指示している「自然」のようなものかもしれない）によって「与えられ」て持っているということは、十分に考えられる。しかしこれは「自己がある」についての話である。われわれの一人ひとりが「自己である」という場合の「である」（これも同じseinの語で表示されるのだが）についても、それが「なにか」によって「与えられて」いると言えるのだろうか。

統合失調症の精神病理を少し深く考えてみることによって、これらの問いに対するとりあえずの解答を試みると同時に、逆にこの病気の成立についてもなんらかの示唆を得たい、それが本論の意図である。

2 症例

精神病理学の議論は綿密な症例記述に基づくものでなければならない、というのが著者の年来の信念であるのだが、近頃は守秘義務の問題がからむために詳しい症例の記述が困難になっている。そこで本論では、著者が約四十年前に治療して、すでに論文に発表ずみの症例[2]を再び使用して、議論の出発点にしたい。

初診時三十歳の未婚男性会社員。患者は、父が五十歳、母が四十二歳の年に生まれた四人同胞の末子で、すぐ上の姉とは十五歳も違う。そのため、皆から「おもちゃのように」可愛がられて育ち、三歳頃まで母乳を飲んでいた。身体的発育はよく、歩行開始も早かった。父は七歳で祖父母のもとへ養子に来た人で、「仏様のような」温厚な人物。患者を溺愛している。母は口数の多い人らしいが、患者が入院中も面会に来ず、人柄はよくわからない。

患者は小学校から高校までずっと優等生で通したが、消極的でおとなしい子どもで、自分から友だちをつくるということがなかった。某大学工学部を卒業後、別の大学の大学院で博士課程まで進んだ。その間、女性との交際はまったくなく、縁談にも無関心だったという。病前の性格としては、学力、知能、家柄などの外面的な見栄にこだわり、大学の志望も一流会社への就職率を最優先にして考えたらしい。ある意味では自信家で、他人を見下すようなところがあったが、一方、体面の保持に小心なまで気をつかっていた。

博士課程二年目の年、研究室にスキャンダルがあって、患者を指導していた教授が辞任した。この混乱で患者はかなり参っていたらしい。ちょうどそのころ、研究室の女性秘書（別の研究室の助教授の妹）に関心を抱き、そのことでも悩んでいた。後任教授としては、同じ研究室の助教授や、件の秘書の兄の助教授など、いろいろな人の名前が取りざたされて、患者はだれについたら自分の立場がもっとも有利であるか迷っているうちに、まったく外部の人が教授に決まった。そのころから患者は不眠となり、異常な言動を示すようになった。「助教授がぼくと彼女を結びつけてぼくを味方につけ、助手にしようと考えている。ぼくがそれに反応しなかったので、助手の一人が彼女を別の男と結びつけようとした。このことが教授選と絡み合って、そのころから外部の組織の圧力が加わりはじめた。研究室に隠しカメラや隠しマイクが仕掛けられ、ぼくの家のほうにも同じ装置が取り付けられて、大学と自宅が結びつけられた。休日に研究室で実験をしていたら、家が火事だから帰れという放送が流されて、あわてて帰宅した。帰宅の途中、組織のメンバーが駅員に化けてじっと見つめていたし、刑事があとをつけてきた。自宅も組織の手で取り囲まれていた」という妄想を抱いて入院。約五ヵ月の入院で妄想はほぼ完全に消失して退院したが、退院時も表情は硬く、病識も十分ではなかった。

退院後一年あまりで大学院をやめて、ある会社に就職し、半年後にはある女性と婚約したが、この縁談は患者自身よりも父親が自分のことのように懸命に奔走してまとめたものだという。結納もすんで式の日取りも決まったのに、患者の態度がにえきらないため、相手が不信感を抱いて破談になってしまった。その直後、患者は会社の上司と二人で地方へ出張し、旅先で不眠となって再び異常な言動を示すようになった。再入院後、やや平静を取り戻した時期に、患者は次のように語っている。

「テレビでぼくと関係のあることを報道しているのに、二、三週間前から気づいていた。今回の事件は前回入院する前の研究室の事件とつながりがある。すべてのものごとに実像と虚像がある。自然科学だけでは解決できない超自然的な世界があるに違いない。すべての人物に実像と虚像があって、それが入れ替わる。そういうことが、たとえば父にもぼくにもある。実像と虚像との二つが別々にあるのではなくて、並行していてすれ違ったりする。ぼくの周囲の出来事をあやつっているのは実在の人物の実像ではなくて、虚像のほう。虚像が実像をあやつっている。そこに超自然的な力を考えたり、人為的に意図されたものを考えたり、どちらなのか判断しにくいこともある。人為的だとしても、その意図の張本人は虚像であって、けっして姿を現さない。新聞の漫画が毎日ぼくのことを題材にしているが、これも作者の意図ではなく、虚像が背後から作者の実像をあやつって書かせているのだと思う。ぼく自身でいうと、実像は存在する自己であって、生まれつきのこの身体を持った自分のこと、虚像は思う自己で正体がつかまらない。平生はこの二つが平行線ですれ違いになっているのだが、なにか事件があると、存在する自己が思う自己のほうへ誘い込まれてのめり込んでしまう。他人の虚像からの影響がいろいろとはいってくるのは、この思う自己のほう。」

約三ヵ月の入院でこの妄想は再び消失し、今回はかなりはっきりした病識を獲得して退院。そのころ患者は、「実像と虚像ということは、病気の重かったときには気づかなかったし、病気が治ってからはあまりピンと感じることができなくなった。病気から回復してくる途中で、一時期そのことを非常にはっきり感じたときがあった」と語っている。

3 「存在する自己」と「思う自己」

統合失調症の患者の中には、ときとして精神病理学者や哲学者にくらべても遙かに鋭く人間精神の機微を語ってくれる人がいるものだが、この症例もそのみごとな一例だろう。患者は理系の大学院で学び、知能は高いが、年齢の離れた末っ子として親兄弟からペットのように可愛がられ、おそらくそのために自己の内面的な強さを鍛錬できないまま成人したものと思われる。そしてこの内面的な弱さを、学力、知能、家柄などにこだわったり、一流会社に就職しやすい大学を選んだりして、「体面を保持」するという外面的な補強によって被覆しようとしてきた。彼の二回の急性発症はいずれも女性との恋愛や婚約を契機としているが、異性との関係という課題はこのような外面的な自己補強ではどうにも処理しきれない難問であって、これが多くの統合失調症患者を発症に導く誘因となりうることは、これまでに述べてきたとおりである。[3]

　この患者が哲学に特別な興味をもっていたふしはない。ところが彼が二回目の入院に際して語ってくれた「実像と虚像」の話、ことに《実像は存在する自己であって、生まれつきのこの身体をもった自分のこと、虚像は思う自己で正体がつかまらない》という話などは、デカルトにまでさかのぼる自己存在の大問題に直接触れる言述であって、単なる精神病者の「妄想」として片付けることを許さない内容をもっている。

　この患者によれば、自己にも他者（ないし世界一般）にも実像と虚像があって、平生はこれが互いに別々で「並行」しているのだが、なにか事件があるとそれが「入れ替わる」。自己についていうと、実像（「存在する自己」）が虚像（「思う自己」）のほうへ「誘い込まれてのめりこんでしまう」。他者や世界からの「超自然的」な、あるいは「張本人」のはっきりしない「人為的」な影響は、すべて虚像から実像へと「はいりこんで」くる。

この症例を最初に提示した論文で、私は患者のいう「超自然的な力」を、クローンフェルトの「メタ共同態」Metakoinon の概念で理解しようとした。[4] クローンフェルトは、統合失調症の基礎的な病理をペルゾーン Person 形成の障害に見る。彼のいう Person とは、種的な意味での個体 Individuum に統一的能動性の原理としての自我が働くことによって可能となっているような、人間特有のものである。[5] Person であるためには、まずもって個体でなくてはならない。しかし個体の個体化は最初から与えられているものではない。自己が自己となるためには、そこに汝としての他者が現れなくてはならぬ。《共同態が可能である場合にのみ自己性が可能である》。この自己性の前提となる共同態、自と他、私と汝をともに基礎づけていながら、それ自体は自他の区別を超越しているこの「存在領域」Wesensbereich を、彼は「メタコイノン」と呼ぶ。自他の区別としての個別化は《このメタ共同態の現勢化 Aktualisierung と差異化 Differnzierung によってのみ可能である》とクローンフェルトはいう。[6]

われわれの患者のいう「実像」とは、ほぼクローンフェルトのいう Person に重なると考えてよいだろう。そしてこれは、「メタコイノン」の「現勢化」と「差異化」によってのみ可能になるとクローンフェルトはいう。とすれば、患者のいう「虚像」とは、それが現勢化することによってはじめて「自己」が可能となるような、潜勢態としての虚像 virtual image のことだということになるだろう。

本誌前号の拙論において、[7] 私は「生命」の概念を、各個体に分有されて個別的な意識と身体によって生きられる「ビオス」bios と、生命一般あるいは〈生〉それ自体、つまり個々の身体を通じて各個体に分有されるけれども、それ自身は個体化以前の活動である「ゾーエー」zoē とに区別し、このゾーエー的生命を西田のいう「絶対の他」[8] の概念と関係づけて述べておいた。いうまでもなくゾーエーとは生命のデュナミス的・潜勢的な様態であって、これが現勢化されてビオスを形作っている。われわれの患者のいう「虚像」、そしてクローンフェルトのいう「メタコイノン」がゾーエー的生命に関わり、「実像」つまりPersonがビオス的に各個体によって生きられている自己に関わっていることも、あらためていうまでもない。[9]

患者は、《ぼく自身でいうと、実像は存在する自己であって、生まれつきのこの身体をもった自分のこと、虚像は思う自己で正体がつかまらない》という。ここで彼が「正体がつかまらない」といっている虚像の「正体」を明らかにするために、患者がそれを「思う自己」と表現している点に着目して、少し考えてみたい。

4 中動態的自己 ──「場所における感覚の自己触発」

デカルトは『省察』の中心的な章である「省察二」で、《しかし、それでは私とはなんであるのか。考えるもの une chose qui pense である。では、考えるものとはなんであるか。すなわち、疑い、理解し、肯定し、否定し、意志し、意志しない、なおまた、想像し、感覚するものである》と述べたのに続いて、《すなわち、いま私は光を見、騒音を聞き、熱を感じる。これらは虚偽である、私は眠っているのだから、といえるかもしれない。けれども私は、確かに見ると思い、聞くと思い、熱を感じると思っているのである il me semble que je vois, que j'ouïs, et que je m'échauffe。これは虚偽ではありえない。これこそ本来、私において感覚するsentirとよばれるところのものである。そして、このように正確に解するならば、これこそ考えるということにほかならないcela, pris ainsi précisément, n'est rien autre chose que penser》と書いている。[10]

「考える」はふつう「思う」と同義に用いられ、そのかぎりにおいてデカルトの命題cogito ergo sumは「われ思う、故にわれあり」とも「私は考える、だから私は存在する」とも訳すことができる。しかしこの「省察二」の文章を見るかぎり、ここで「考える」と訳され、一般にもそう解されているpenserが、実は思惟、思考の意味での「考える」ではないことをこそ、この文章は語っているのではないか。日本語の「考える」はけっして「感覚する」の意味にはならない。しかしフランス語のje pense なら、デカルト自身が説明しているとおり、il me semble que …（「私は……と思っている」、より正確には「私には……と思われる」）の意味で用いられ、「このように正確に解されたpenser」こそが、「私はある、私は存在する」je suis, j'existe を基礎づけていると言われているのである。[11] だから、cogito ergo sumを日本語でいうとすれば、「われ思う、故にわれあり」あるいは「私には……と思われる、だから私は存在する」でなくてはならないだろう。

Cogitoが「私には……と思われる」という一種感覚的な意味をおびていることに注意を喚起したのは、ミシェル・アンリである。[12] 先に引用した「省察二」の文章《けれども私は、確かに見ると思い、聞くと思い、熱を感じると思っている》（正確には、《けれども私には、私が見ていると思われ、聞いていると思われ、熱を感じていると思われる》）il me semble que je vois, que j'ouïs, et que je m'échauffe のラテン語は、at certe videre videor, audire, calescere で、「思っている」（思われる）に相当するラテン語はvideorである。[13] アンリ自身は述べていないことだが、このvideorは文法的な形の上ではvidere（見る）の受動態（見られる）であるけれども、ここでは単純に受動的な「見られる」ではなく、もっと原本的な「私には……と見える」、すなわち「私には……と思われる／感じられる」ことを意味している。つまりそれは、印欧語族の受動態がそこから派生した元来の態であるところの「中動態」voix moyenneとしてのvideor（見える／感じられる）なのである。

アンリによれば、ここで「思惟」penséeと呼ばれる——中動態的な——「内的覚知」aperception interneとは、「自己自身を自ら感じること」se sentir soi-mêmeであり、「現れることがそれ自身に本源的に現れること」l'originel apparaître à soi de l'apparaîtreであり、[14]「感じるというそのことが自らを感じること」le se sentir du sentirとしての「自己触発」l'auto-affectionである。[15]

ところでこの中動態という動詞の様態は、坂部恵と私[16]がこのところ注目しているように、印欧語族とは無関係な日本語にも意外に多く見られる。「見る」に対する「見える」、「聞く」に対する「聞こえる」が、その好例だろう。そしてこれは、「見られる」「聞かれる」という受動態からは完全に独立している。

「私は海を見る」「私は音楽を聞く」という能動文の場合には、動作の主体である私がそのまま主語に置かれて、動作の客体が客語になっている。これは、自己である「私」を主語的実体として立てる言い方である。これに対して中動文「私には海が見える」「私には音楽が聞こえる」の場合には、「見る」「聞く」という動作は表面から姿を消して、「見える」「聞こえる」という感覚の対象が主語として立てられ、「私」は「私には」の形でこの感覚が生起する場所として扱われている。そこにはいかなる意味でも、動作ないし感覚の遂行主体がだれであるかは言われていない。アンリの言うとおり、ここでは「現れることがそれ自身に本源的に現れ」「感じるというそのことが自らを感じ」ているのであって、これは感覚の「自己触発」であるといわなくてはならない。だからこの中動文は、主体である「私」を消して、「ここから海が見える」「いま音楽が聞こえる」という、いわば非人称の形に書き改めることも可能である。

「場所」は、いうまでもなく西田幾多郎が生涯にわたって掘り下げた、彼の基本概念である。西田哲学の生誕を印づける有名な《個人あって経験あるにあらず、経験あって個人あるのである》[17]がすでに、「個人」が「経験の場所」においてはじめて成立するものであることを告知している。それ以後、その名も「場所」と題された論文で、《従来の認識論が主客対立の考から出立し、知るとは形式によって質料を構成することであると考える代りに、私は自己の中に自己を映すという自覚の考から出立して見たいと思う。自己の中に自己を映すことが知るということの根本的意義であると思う》[18]と書き、さらに《すべての経験的知識には「私に意識せられる」ということが伴わねばならぬ。自覚が場所的判断の述語面となるのである。普通には我という如きものも物と同じく、種々なる性質を有つ主語的統一と考えるが、我とは主語的統一ではなくして、述語的統一でなければならぬ。一つの点ではなくして一つの円でなければならぬ。物ではなく場所でなければならぬ》[19]とも書いている。また最晩年の「場所的論理と宗教的世界観」でも《我々の自己とは世界が自己に於て自己を映す、世界の一焦点たるに他ならない》[20]と書いて、「自己」が自己自身を映し出す場所であるという考えを堅持している。

バンヴェニストは、《能動態においては、動詞は主語に発して主語の外で行われる過程を示す》のに対して、《中動態では、動詞は、主語がその過程の座であるような過程を示し、主語の表わすその主体は、この過程の内部にある》[21]と書いている。彼によると《中動態の場合、主語は、過程の場所》[22]なのである。しかしこの説明は、われわれには非常に理解しにくい。「私は海を見る」という能動文で、動詞「見る」が「主語に発して主語の外で行われる過程を示している」というのはそれでいいだろう。しかし中動文「私には海が見える」で、動詞「見える」の示している「過程」が、「主語がその座ないし場所であるような過程」であるというのはどういう意味なのか。日本語なら「私には」と言うところを、旧い印欧語族ではやはり「私」を主語にした言い方で言っていたということなのだろうか。だからこそ、デカルトはラテン語の中動態 videor をフランス語で書く時に、il me semble que という非人称の語法を用いなくてはならなかったのかもしれない。いずれにしてもここでは、この出来事の主人公である「私」は、西田の言葉を借りれば「主語的統一」ではなくして、述語的統一」としての「場所」なのである。

バンヴェニストは、《主語が過程の外にあるか内にあるかに従って過程に対する主語の立場を位置づけ、主語が単に事を行うか（能動態の場合）、みずからもその影響を被りつつ事を行うか（中動態の場合）に従って動作主としての資格を定める》[23]という考えから《「能動」と「中動」という用語のかわりに「外態」diathèse externe と「内態」diathèse interne という概念を用いる》[24]ことを提案する。

主語の外在・内在によって「外態」すなわち能動と「内態」すなわち中動を区別するこのバンヴェニストの議論に対しては、日本語には（そして実は英語その他の西洋言語にも元来は）「主語」というものはない（なかった）のだ、というユニークな言語論を展開している金谷武洋による批判がある。[25]

それはともかくとして、一般に主語と称されている動作主（「私」）が外から対象を見ている能動態と違って、中動態での「私」は、「対象が私に見える」という事態を成立させている「経験の場所」として、あるいは「世界が自己に於て自己を映す、世界の一焦点」として、「主語的統一」ではない「述語的統一」として経験され、述べられることは間違いない。

5　中動態／共通感覚／コモン・センスとその病理

大橋良介は、ヘーゲルの『精神現象学』を「感性の現象学」として読み解こうとする意欲的な著書を、「見る」と「見える」、「聞く」と「聞こえる」の語法についての議論から書き始めている。そして大橋は（特に中動態という概念は持ちだしていないけれども）、「見る／見える」の「見」において《「私が見る」という普通の意味での主体の底が破れて、私は「没・主体的」あるいは「無我的」となる。それは……自我性から解放された「我なし」の無底性に成り立つ「吾」である》[26]という。同じことは「聞こえる」についてもいえるし、「台所が匂う」、「このサラダは旨い」、「とげが痛い」等々の《物が主語になっている》[27]言い回しについてもいえる。

これらがすべて、前述の中動態の「場所」に関わる、「場所的自己」としての「私」についていわれていることは、あらためて言うまでもないだろう。そして大橋は、このような「世界開示」の出来事を、アリストテレスの『デ・アニマ』に書かれている「共通感覚」の概念と結びつける。

「共通感覚」aisthesis koiné, sensus communis とは、周知の通り「視・聴・嗅・味・触」のいわゆる五感のすべてに共通するもの（たとえば運動、静止、形、量、数）についての感覚としてそう名づけられるのだが、[28]これに続けてアリストテレスは、さまざまな感覚をさらに感覚し、それによってたとえば「白さ」と「甘さ」の相違を判別するところの感覚についても論じている。[29]このいわば一段高次の感覚をアリストテレスは「共通感覚」とは名づけていないが、明らかにその働きと見てよいだろう（アリストテレスの「睡眠と覚醒について」には、はっきりそう書かれている）。[30]要するに、これはアンリが「感じるというそのことが自らを感じること」le se sentir du sentir と表現した（中動態的な）自己触発の感覚に他ならない。大橋も強調しているように、アリストテレスの感覚、とくに共通感覚は、《感覚の対象と感覚機能との「あいだ」にして「中」（中間）の場》で生起するとされているが、[31]この「中間」を表す mesothes の語は、文法用語としては「中動態」を意味することも留意しておいてよいだろう。中動態とは、「あいだ」の場所で起こる（ちなみにこの「起こる」も「起こす」の中動態である）感覚の自己触発なのである（これはバンヴェニストのいう「内態」のことでもある）。

「共通感覚」sensus communis は、その後 common sense という英語となって、社会成員に共通の共同体的感覚の意味に展開することになるのだが、共通感覚が元来「あいだ」の場所での、主体が主語として表に出ない非人称的な中動態的感覚であることを考えれば、この展開は非常に理解しやすいものとなる。「コモン・センス」は通常「常識」と訳されるが、日本語の「常識」が「普通、一般人が持ち、また、持っているべき標準知力。専門的知識でない一般的知識とともに理解力・判断力・思慮分別などを含む」（『広辞苑』）というような知的な意味で解されているのとは違って、あくまでもある共同体の成員に共通する感覚であり感性である。
共通感覚がすぐれて「場所」的な感覚であることを物語っているもう一つの例は、ジャンバティスタ・ヴィーコの「トピカ」論だろう。ヴィーコは、真偽の判断に関わる技術としての分別理性的な「クリティカ」critica に対して、議論の論点がどこにあるかの「場所」（トポス）を発見する技術である「トピカ」topica の重要性を強調するのだが、この「トピカ」というのは、真偽の判断ではなく、「真らしく見えるもの」についての（やはり中動態的な）感覚に関わっていて、これを身につけるために「青年たちには共通感覚が最大限教育されるべきである」という。[32]
精神医学で扱う病気には、共通感覚やコモン・センスと直接に関係するものが多く、わたしも以前からこのことに注目してきた。
アリストテレス的な意味での、つまり個人の感覚としての共通感覚の異常が考えられる病態としては、とりわけ離人症 Depersonalisation がある。たとえば私がやはり約四十年前に治療していた四十二歳の女性患者はある手紙でこう書いている。[33]

わたし春夏秋冬といった季節感のことはさっぱりわかりませんが、暑い寒いという温度の高低はわかります。温度の高低はわかりますが、暑い寒いといった感じはどうもピンと来ません。お母さんに言われないと暑くなって夏になっても冬と同じ服装をしていますし、また反対に冬になっても夏と変わらない格好のままでいたりして、お母さんに「風邪引くやないか」と叱られています。……ただ今までの既成概念から菊が咲くと秋で、秋になると紅葉が色づき、紅葉狩りをするなどといったことはわかりますが、感じといったものは皆目ありません。……この間は病院から遠足に行きました。本当に久し振り、十年振りのことでしたがやはり別に感慨はありませんでした。別に少しも面白くも楽しくも嬉しくもなかったし、そうかといって反対につまらなくも面白くなくも楽しくないとも感じませんでした。相変わらず何も感じませんでした。何処へ行ってもただ単に視野に映るものが違うということだけに過ぎません。本当にただ単に視聴覚に訴え、肉体的に感じることだけで、精神的な感じの方は相変わらずで何も感じることができません。要するにノー・フィーリングには変わりありません。

自分の出会う世界が現実感を失い、自己がその実在感を失う離人症症状の成因については、以前からさまざまな生理学的、心理学的な仮説が提出されていたが、私はこれを《人間と世界とのあいだの根源的な通路づけを可能にし、人間にとってそもそも「世界」といわれうるようなものを現前せしめる働きをになっている》「共通感覚」の欠落によるものだという「新しい仮説」を提示した。[34]《暑い寒いという温度の高低はわかります……が、暑い寒いといった感じはどうもピンと来ません。……本当にただ単に視聴覚に訴え、肉体的に感じることだけで、精神的な感じの方は相変わらずで何も感じることができません》というこの患者においては、対象界からの多様な感覚与件が構想力としての共通感覚を通ることによって現勢的な「世界」として構成されるという、基本的な統覚的総合が達成されていない。

一方、コモン・センスの病理ということになると、やはりなによりもまず統合失調症を挙げなくてはならない。通常の離人症と統合失調症との違いは、一言で言えば、前者では稀薄である自他関係の病理が後者では主役を演じているという点にあるだろう。そしてこれはアリストテレス的な個人的感覚としての共通感覚と、ヴィーコを経由して間主観的な「常識」の意味を獲得したコモン・センスとの「守備範囲」の違いでもあるだろう。

ブランケンブルクはその論文「コモン・センスの精神病理学序説」において、《統合失調症こそ、コモン・センスの精神病理の本来的な領分》であると述べている。[35]《統合失調症者に失われているのは、なにがふさわしいかの感覚だけではない。自分以外の誰かがなにを考えているか、状況はなにを要求しているかの感覚、そのときどきにいろいろな程度で適切だったり不適切だったりするという感覚、ひとりでにわかりきっていることの感覚なども失われる。これらはすべて、コモン・センスに属する事柄である》。[36]《患者の家族が稀ならず語るところによると、患者は病気の初期に「この上なく当たり前のこと」について、常識からいうと世の中にこれ以上自明なことはないようなことについて、疑問を持ち始めたという。……コモン・センスでもって保護されている「自然なつながり」natürliche Konsequenz（ビンスヴァンガー）を、患者は巧拙さまざまな論理的推論で置き換えようとする》。[37]

ブランケンブルクはやがてその主著『自然な自明性の喪失――寡症状性分裂病の精神病理学への寄与』[38]を著し、一例の極めて詳細に記載された統合失調症患者アンネ・ラウの病歴に基づいて、コモン・センスに基礎づけられた経験の「自然な自明性」natürliche Selbstverständlichkeit と、間主観的な人間関係における「自己の自立性」Selbständigkeit des Selbst との、言い換えれば「おのずから」von selbst と「みずから」selbst との弁証法的相補関係について論じ、統合失調症において特異的に見られるその破綻を現象学的に考察している。

6　場所的自己の不成立

以上、統合失調症を人間社会の特異的な病理としている自己の自己性の成立不全について、あらためていくばくかの考察を試みた。最初に提示した男性患者は、《すべての人物に実像と虚像があって、それが入れ替わる。周囲の出来事をあやつっているのは実在の人物の実像ではなくて、虚像のほう。虚像が実像をあやつっている。ぼく自身でいうと、実像は存在する自己であって、生まれつきのこの身体を持った自分のこと、虚像は思う自己で正体がつかまらない。平生はこの二つが平行線ですれ違いになっているのだが、なにか事件があると、存在する自己が思う自己のほうへ誘い込まれてのめり込んでしまう。他人の虚像からの影響がいろいろとはいってくるのは、この思う自己のほう》という。

患者が「実像」あるいは「存在する自己」と呼んでいるのが、彼自身もいうように、身体的個別性を備えていて個別感覚的に経験可能な「人物」としての「自己」であることは、いうまでもない。しかし、平生はこの実像的自己と並行しているが、なにか事件があるとそれと入れ替わり、それを誘い込んでいろいろと超自然的な影響を及ぼす虚像的自己、あるいは「思う自己」の「正体」は何だろう。それが、クローンフェルトのいう自他の区別を超越した「メタコイノン」、デカルトが「思う」の本来的な意味として取り出し、アンリが「感覚の自己触発」として解釈した「思える」「見える」の場所であるvideor的自己、西田が「世界が自己に於て自己を映す世界の一焦点」と述べた場所的自己、アリストテレスのいう「共通感覚」や「コモン・センス」としての共同体的感覚を個人にとって可能としているような、ある意味で「超越論的」と呼んでもよい潜勢態的な自己であることは、これまで述べてきたところから見て間違いない。

この潜勢態的自己は、我々の個体的な生命（ビオス）が、個別的身体の発生に伴って個体以前の集合的な生命（ゾーエー）の限定として成立するのと軌を一にして、それ自身、私個人において「自己」と呼ばれるものの一成分として自らを現勢化する。そこで、いま一度われわれの患者の言葉を借りれば、「虚像」としての「思う自己」と「実像」としての「存在する自己」との二重構造ができあがることになる。

現勢態（エネルゲイア）は、潜勢態（デュナミス）と明確に区別しうる独立の存在領域を構成しているのではない。現勢態とは、潜勢態が現勢化する動き、そのものを名づけたものであって、それが潜勢態の動きであるかぎり、潜勢態と境界なしにつながっているが、この動きを現勢態の側から現象として見た場合には、潜勢態とはっきり異なった存在様態を示すことになる。患者が「実像」あるいは「存在する自己」と呼んだ自己は、「虚像」あるいは「思う自己」と呼ばれる潜勢態から現勢化する動きとしての現勢態的自己であるから、それが現象として経験される勢いが弱くなったときには、それはつねに「思う自己のほうへ誘い込まれてのめり込んでしまう」ことになるだろう。

また、この潜勢態としての「思う自己」には元来自他の区別はなく、そこからは患者個人の「存在する自己」だけでなく、患者の周囲にいる他者たちのそれぞれの「実像」、つまりそれぞれの「存在する自己」も同時に現勢化してくる。つまりそれは「メタコイノン」的な共同態を意味しているのであるから、「他人の虚像からの影響がいろいろとはいってくるのは、この思う自己のほう」だということにもなる。これが統合失調症における「自我障害」の真相である。本誌前号（本書四章）の拙論にも引用した西田の言葉、《自己が自己自身の底に自己の根柢として絶対の他を見るということによって自己が他の内に没し去る、即ち私が他において私自身を失う、これとともに汝もまたこの他において汝自身を失わなければならない。私はこの他において汝の呼び声を、汝はこの他において私の呼び声を聞くということができる》39も、ほかならぬこの構図を描写したものとして読むことができる。

統合失調症の医学的な原因はあくまでも不明である。しかしいずれにしても、それを「患者」と呼ばれる一個人の心理面や身体面の異常に求めることは間違っている。それはむしろ、自他未分のゾーエー的生命の次元における潜勢態としての場所的自己が、それぞれの個人のビオス的生命の次元へと限定されて、現勢的な人格的自己として差異化されるという、その個別化の機微そのものに関わる事態であるに違いない。この限定と個別化が成就しているかぎり、場所的自己と人格的自己、患者の言葉を借りれば「自己の虚像と実像」は「互いに別々で並行している」のだが、なにかの事情でこの「並行」が保てなくなったとき、実像が虚像のほうへ「誘い込まれてのめり込んでしまう」という形で、通常の意味での自己の自己性が見失われ、他者性を帯びた虚像に操られるという特徴的な病的症状が発現してくることになる。統合失調症は、医学的疾患であるより前に、人間存在の根幹にかかわる現象学的事態であるといわなくてはならない。それはおそらく、人間の社会ないし共同体における個と集団の力動関係が、ある個人の周辺で形成する特異な歪みのような事態ではないのだろうか。

1 M. Heidegger: Zur Sache des Denkens. Niemeyer, Tübingen, 1969, S.5.

2 木村敏「妄想的他者のトポロジイ」（一九七四年）（木村敏『新編 分裂病の現象学』ちくま学芸文庫、二〇一二年、三七二‐四〇二頁）。

3 最近では、木村敏「「心の病」とはなにか」『文明と哲学』第一号、燈影舎、二〇〇九年、三〇頁。

4 木村敏『新編 分裂病の現象学』ちくま学芸文庫、二〇一二年、三九一頁以下。

5 ここではPersonをほぼ「自己」の意味に解しておいてよい。

6 A. Kronfeld: Perspektiven der Seelenheilkunde. Thieme, Leipzig,1930, S.45ff.

7 木村敏「生命・身体・自己——統合失調症の病理と西田哲学」『文明と哲学』第二号、燈影舎、二〇〇九年（本書四章）。

8 西田幾多郎「私と汝」（一九三二年）上田閑照編（西田幾多郎哲学論集Ⅰ）岩波文庫、一九八七年。

9 西田も《私の底に汝があり、汝の底に私がある。私は私の底を通じて汝へ、汝は汝の底を通じて私へ結合するのである。絶対に他なるが故に結合するのである》（同三〇七頁）という。ここで西田がクローンフェルトの「メタコイノン」と同じ事態について語っていることは明らかである。

10 デカルト『省察』野田又夫編、井上庄七・森啓訳『デカルト』（世界の名著22）中央公論社、一九六七年、二四九頁。

11 同、二四七頁。

12 M. Henry: Généalogie de la psychanalyse. Le commencement perdu. PUF; Paris, 1985. 山形頼洋ほか訳『精神分析の系譜――失われた始源』法政大学出版局、一九九三年。
13 同、二四頁。
14 同、三三頁。
15 同、四三頁。
16 木村敏・坂部恵「対談・〈作り〉と〈かたり〉」木村敏・坂部恵編『〈かたり〉と〈作り〉――臨床哲学の諸相』河合文化教育研究所、二〇〇九年、一一頁以下。
17 西田幾多郎（一九一一年）『善の研究』岩波文庫、一九五〇年、四頁。
18 西田幾多郎（一九二六年）「場所」上田閑照編『場所・私と汝他六篇』（西田幾多郎哲学論集Ⅰ）岩波文庫、一九八七年、七四頁。
19 同、一四一頁。
20 西田幾多郎「場所的論理と宗教的世界観」（一九四六年）上田閑照編『自覚について他四篇』（西田幾多郎哲学論集Ⅲ）岩波文庫、一九八九年、、三〇六頁。
21 バンヴェニスト（一九六六年）『一般言語学の諸問題』河村正夫他訳、みすず書房、一九八三年、一六九頁。
22 同、一七〇頁（訳語の一部を変更した）。
23 同、一七一頁（訳文の一部を変更した）。
24 同、一七二頁（訳文の一部を変更した）。
25 金谷武洋『英語にも主語はなかった――日本語文法から言語千年史へ』講談社選書メチエ、二〇〇四年、一九二頁以下。
26 大橋良介『感性の精神現象学――ヘーゲルと悲の現象論』創文社、二〇〇九年、五頁。
27 同、九頁。

28 アリストテレス『アリストテレス全集6 霊魂論』山本光雄訳、岩波書店、一九六八年、Ⅲ‐四二五a、八四頁。

29 同、九〇頁。

30 アリストテレス『アリストテレス全集6 自然学小論集』副島民雄訳、岩波書店、一九六八年、四五五a、二四五頁

31 大橋良介前掲書、一一頁。

32 上村忠男『ヴィーコ——学問の起源へ』中公新書、二〇〇九年、一九頁。

33 木村敏『離人症の精神病理』（原題『離人症』『現代精神医学大系三B 精神症状学Ⅱ』中山書店、一九七六年）、木村敏『自己・あいだ・時間』ちくま学芸文庫、二〇〇六年に再録。引用箇所は、ちくま学芸文庫版、一〇七／一〇八頁。

34 同、一六六頁。

35 W. Blankenburg: Ansätze zu einer Psychopathologie des 'Common Sense'. Confinia Psychiatrica 12; 1969, 144-163（wiederabgedruckt In: Blankenburg, Psychopathologie des Unscheinbaren. Ausgewählte Aufsätze. Hrsg. M. Heinze, Prodos-Verlag; Berlin, 2007, S.97-117）. S.100. 木村敏・生田孝監訳『目立たぬものの精神病理』みすず書房、二〇一二年、二二四頁以下。

36 ibid., S.101.

37 ibid., S.102.

38 W. Blankenburg: Der Verlust der natürlichen Selbstverständlichkeit. Ein Beitrag zur Psychopathologie symptomarmer Schizophrenien. Enke: Stuttgart, 1971. 木村敏・岡本進・島弘嗣訳『自明性の喪失——分裂病の現象学』みすず書房、一九七八年。

39 西田幾多郎「私と汝」（一九三二年）上田閑照編（西田幾多郎哲学論集Ⅰ）岩波文庫、一九八七年、三二五頁。

七章　自分が自分であるということ

1　自分が自分であるということ

統合失調症患者のうちには、自分が自分であるということに不確かさを感じて、「自分としての自己の存在」に内省的意識を集中させている人が少なくない。この「自分としての自己の存在」、つまり「いまここで「自己」として感じ取っている存在が間違いなく自分自身であるということ」が、はたしてなにを意味しているのか、これは統合失調症の精神病理にとって中心的な課題であるだけでなく、統合失調症者以外の、このかたちでは「自己」の存在を脅かされていない人の存在様態を理解するためにも、かなめとなる問題である。

ここで「自分」というのは、日本語で話者が自己自身を名指して用いるいくつかの自称詞ないし一人称単数代名詞の一つである。西洋各国語で言えば、標準的には「私」という自称詞で訳されることになっている I, ich, je などがこれに相当するだろう。これらの一人称単数代名詞は、それぞれ the I (the ego), das Ich, le je (le moi) などという形で名詞化されて「自我」と訳され、非日常的・学術的な概念として使用されている。「私」が「自我」として概念化されるやいなや、「私」の一人称性は完全に消去され、「自我」はもはや三人称の理念的対象以外のなにものでもなくなる。

「自我」とは別に、西洋各国語には the self, das Selbst, le soi などの名詞概念があって、これは日本語では通常「自己」と訳され、一般にはやはり非日常的な学術用語として用いられている。この西洋における「自己」の概念は、元来から一人称性をまったく欠いている。英語とドイツ語の the self, das Selbst は「同一」を意味するドイツ語の selb を語源としていて、「それ自身と同一のもの」の意味だし、フランス語の le soi は「それ自身」を意味する再帰代名詞 se の強調型であって、いずれも純粋に三人称的である。

ところがこの「それ自身性」を意味する西洋語の邦訳に用いられる「自己」の語は、日本語ではもともとかなり一人称性の強い意味で用いられてきたものと思われる。それはおそらく、話者自身の身体（み）に帰属する自発的能動性「みづから」の漢語的表現として――非人称的で自然発生的な自発性「おのづから」の対概念として――使用されてきたのだろう。

本論の標題に、学術用語としてはほとんど用いられない「自分」という言葉を使ったのは、西洋語からの翻訳である「自我」や「自己」にまつわる上述の人称的な問題点を意識して、私が、つまり現にいまここに生きているこの私が、自分自身のことを十分な一人称性あるいは主観性をもって感じ取り、この主観的感覚が、他の無数に多くの人たちもひとしく「私」と自称している「私性」とは質的に異なった、特異な存在論的特性を帯びていること[1]、そしてこの特性こそが、「統合失調症」と呼ばれる精神病理状態において深刻な疑問に付されることを論じてみたいからに他ならない。

2　What is it like to be a bat?

アメリカの分析哲学者トマス・ネーゲルは、「コウモリであるとはどのようなことか」What is it like to be a bat?[2] と題する卓抜な論文を書いて、内面的経験の世界についての主観的意識体験 subjective conscious experience を客観的に理解しようとする還元主義を批判している。

コウモリがなんらかの体験 experience をもつという事実を疑う人はいないだろう。コウモリはわれわれ人間と同じ哺乳類に属しているが、その活動領域と、なによりもその特異な（自身の発する高周波の音響に対する反響音を感知する）知覚様式によって、われわれとは非常に異なった生き方をしている。しかしわれわれは、想像力を働かせることによって、少なくともコウモリの内面的で主観的な体験についての憶測はもつことができる。そこでネーゲルは次のようにいう。

《ある生物 organism が意識を伴う心的状態 conscious mental states をもつのは、その生物であることはそのようにあることであるような何か something that it is like to *be* that organism が——しかもその生物にとってそのようにあることであるような何か something it is like [to be] *for* the organism が——存在している場合であり、またその場合だけである》（邦訳、二六〇頁）。《コウモリが体験をもつという信念の本質を形成しているのは、コウモリであることがそのようにあることであるようなその何かが存在しているということである》（同、二六三頁）。しかしそれは、私がコウモリのような感覚や行動の様式をもっていたとすれば、それは私にとってどのようなことであるのかという問題でなく、《私は、コウモリにとってコウモリであることがどのようなことなのか what it is like for a *bat* to be a bat を知りたいのである》（同、二六四頁）。厳密にはこの《「～はどのようにあるか」what it is *like* という英語の表現形式は誤解を招きやすい。それは「（われわれの体験における）何に似ている *resembl* のか」という意味ではなく、むしろ「その主観自身にとってどうあるか」how it is for the subject himself という意味なのである》（同、二六五頁の脚注6）。

このような「経験の主観的性格」を還元的分析によって客観的に捉えることは不可能である。しかし、だから「そんなものは存在しない」とはいえない。それは、知性のあるコウモリとか火星人とかがわれわれ人間について、「人間であるとはどのようなことか」を理解しようとする場合に置き換えればすぐわかる。彼らにそれが理解できなくても、彼らがそこから「人間であることがそのようにあることであるような、まさにその当のものなどは存在しない」という結論を下したとすれば、彼らは誤っている。《なぜならば、われわれはわれわれであることがどのようにあることなのかを知っているからである》（同、二六六頁）。

このネーゲルの論文は、アメリカの認知科学者D・R・ホフスタッターが（D・C・デネットと共同で）編集した『心の私』The Mind's I（邦訳書名『マインズ・アイ』）[3]という、「心・脳問題」や人工知能に関するアンソロジーに収録し、この論文には他の収録論文と較べて異例に長文の「編者短評」を加えている。この選者評でホフスタッターは、結局のところこのような視点の交換を可能にしているのは言語だという。《コウモリは、「別のコウモリであるということはいかなることであるか」という観念をまったくもたず、そのようなことに煩わされもしない。それは、コウモリが考えを交換するために普遍的手段をもたないからである。……視点は、〔言語という〕普遍的交換手段を通じて、より融通のきく、移動しやすいものとなり、その分だけ個人的で各人に特有なものではなくなっていく》（ホフスタッター邦訳、二七二頁）。この結論を導くひとつの例として、彼は次のような興味深い考察を行っている。

《たとえば二つの質問、「インディラ・ガンジーであったならそれはどのようなことだろうか」What *would it be like* to be Indira Gandhi? と「インディラ・ガンジーであるとはどのようなことか」What *is it like* to be Indira Gandhi? とのあいだの相違を考えてみよう。前者の仮定法の文章は、あなたに対して自分を他者のいわば「皮層」の内側へ投影するように強制するが、それに対して後者の直説法の文章は、インディラ・ガンジーにとってインディラ・ガンジーであるとはどのようなことであるのかを尋ねているように見える》（同、二六三頁）。《ネーゲルの主張は結局のところ、「（……で）ある」という動詞“be”に主語をもたない subjectless ことを要求している。「私がXであったなら、それはどのようなことだろうか」ではなく、「Xであるとは、客観的（目的語的）に objectively、どのようなことか」なのである。そこにあるのは「あられるもの〔be の目的語〕」be-ee であり、「あるもの〔be の主語〕」be-er 抜きの、いわば頭のない生きた獣のようなものである》（同、二六三／二六四頁）。《「もし彼女が私だったならば」と言う時、われわれは“If she were I”よりは“If she were me”と言う傾向がある。多くのヨーロッパ語は、この種の主格と主格が並ぶ等式を少しためらう。主格を主語と補語の両方の位置で用いるのはやや奇妙な感じがする。一般に人々は、“be”動詞の後にあたかも他動詞のように目的格の語を用いる方を好むのだ！ "Be" は他動詞ではなく対称的な動詞であるが、言語はその対称表現からわれわれを少し逸脱させるのである》（同、二六四頁、訳文は一部変更した）。

ホフスタッターの編者評をかなり長文にわたって引用したのには、それなりの理由がある。その最大の理由は、実はこれが西田幾多郎の「述語的自己」「場所的自己」の構想と接触する点を含んでいるからである。西田はこう言う。[4]

《すべての経験的知識には「私に意識せられる」ということが伴わねばならぬ、自覚が経験的判断の述語面になるのである。普通には我という如きものも物と同じく、種々なる性質を有つ主語的統一と考えるが、我とは主語的統一ではなくして、述語的統一でなければならぬ、一つの点ではなくして一つの円でなければならぬ、物ではなく場所でなければならぬ。我が我を知ることができないのは述語が主語となることができないのである。》（一四一頁）

《意識面というのは判断の主語を包み込んだ述語面であって、斯く包み込まれた主語面が対立なき対象となり、その余地が意味の世界となる。この故に感覚的なるものすらいつも意味の縁暈《えんうん》を以て囲繞《いじょう》せられ、思惟的なるものの中心にはいつでも直覚的なものがある。……意識においては意味が内在するのみならず、対象も内在するのである。志向的関係というのは意識外のものを志向するのではなく、意識面に於てあるものの力線である。……直覚的なるものは自己自身に同一なるものとして、述語面の中に含まれていなければならない。》（一四二頁）

ハイデガーについても同じことが言える。ハイデガー[5]は《存在／あるということ das Sein の意味への問いにおいて原初的に問いかけられているのは、現存在Daseinという性格を持つ存在者である》（四一頁）、そして《その分析が当面の課題になっているこの存在者とは、われわれの各自である。この存在者の存在は、そのつど私の *je meines* 存在である》（同頁）という。そして《本質的に世界内存在ということで構成されているこの存在者は、それ自体、そのつど自らの「現に」である *ist* selbst sein "Da"》（一三二頁）。慣用的な空間的語義からすると、このDaは「ここ」と「あそこ」を指示しているのだが、「ここ」や「あそこ」が可能であるのは、このDaであることをすでに空間性として、場所の標示として開示する存在者（われわれの各自がそれである現存在Dasein）がいる場合のみである。《現存在は自らのDaであるという仕方で存在する》（一三三頁）。

　われわれの各自がそれである人間という存在者をハイデガーは「現存在」Daseinという名詞概念で呼ぶのだが、その本質的な在り方は「Daである／Daにある」Da-seinという動詞形で表記される。つまりハイデガーにおいても、自己の存在を問題にする限りでのわれわれ自身の存在は、名詞的・主語的でなく、動詞的・述語的・場所的な性格を帯びている。

　さらに言えば、ハイデガーが『存在と時間』後半の随所でDas Da-sein hat sein Da zu seinという表現を用いているのを読むと、現存在は自らがDaであるというあり方を、いわば課題ないし負荷として引き受けている（hat … zu sein）という読み方も可能だろう。ここではいわばseinが他動詞的に用いられていて、現存在は自らのDaをあらねばならぬという趣がある。[6] ここにも上述のホフスタッターがいう「be-er 抜きの be-ee」という問題が顔を出すということになるだろう。

3 統合失調症患者における自己意識の亢進と中動的自己

最初にも述べたように、統合失調症という特異な疾患の患者のうちには、自分が自分であること、つまり自分の自己が間違いなく——他人の自己と混同されたり、ありもしない他者性を帯びたりすることなく——自分の自己として存在することに確信が持てず、絶えず自らの自己の存在に、自分は自分だということに意識を集中させている人が少なくない。

その短い精神病理学者としての生涯をこの問題の解明に捧げたといっても過言ではない長井真理は、三十歳の時に発表した「内省の構造——病的な「内省過剰」について」[7]において、いわゆる「内省型」の、産出症状に乏しい統合失調症患者が、ときに「内省痙攣」Reflexionskrampf と形容されるほどの過剰な内省を自分自身に向ける現象を、詳細な症例記述に基づいて検討している。彼女によれば、この病的に亢進した自己観察には、二種類の、互いに密接に絡み合いながらも現象学的に区別することが可能な「内省」が含まれている。

その第一の種類は、形式的には健常者の内省や反省と区別しにくく、統合失調症者における「量的亢進」のみが問題となるような内省である。患者は、自分が普通の人たちとどんなに違っているかを、細かな実例を列挙しながら繰り返し訴える。この場合には患者の「観察する自己」の目が、すでに一定の仕方で世界に現出してしまっている自分自身に向けられていて、そこで一定の自己規定や自己認識を与えるような自己観察が述べられる。これは《何らかの体験をした後に始めて、その体験において表出されてしまっている自分へのふり返りとして与えられるような自己観察の形式》であるから、長井はこれを「事後的内省」と呼ぶ。

統合失調症者に見られる病的な内省過剰を構成する第二の種類の自己観察は、この「事後的内省」と区別するために長井が「同時的内省」と呼ぶ、健常者の普通の内省とは質的に異なった内省である。たとえば長井のある患者は、《人と一緒にいるといつも、みんなの中にいる自分と、それを客観的に見ている自分とふたりいる。どんなに夢中になっても、外から見ている自分がいて、いつも醒めている》という。ここでは「見る自分」と「見られる自分」の間に通常の主体・客体関係は成立せず、見ることが同時に見られることであるという「二つの主体の同時成立」を特徴とする、と長井は言う。この同時的内省は、事後的内省や通常の自己意識と違って、自分自身に対してなにひとつ内容的規定を与えず、述語的措定性に欠けている。

統合失調症者に特徴的に見られるこの非対象的・非措定的な自己関与の本質を探るために、長井は彼女の最後の完成論文「分裂病者の自己意識における「分裂病性」」[8]で、デカルトの《われ思う、ゆえにわれあり》cogito ergo sum におけるコギト概念を参照する。デカルトはその『省察』（一六四一年・ラテン語初版／一六四七年・フランス語版）の「第二省察」で、《いま私は光を見、音を聞き、熱を感じている。これは虚偽である、私は眠っているのだから、といえるかもしれない。しかし私には確かに、見ていると思われ、聞いていると思われ、熱を感じていると思われる il est très certain qu'il me semble que je vois, que j'ouïs, et que je m'échauffe。これは虚偽ではありえない。これこそ本来、私において感覚する sentir と呼ばれるところのものである。そして、このように正確に解するなら、これこそ思う

penserということに他ならない》[9]と書いている（リュイヌによるフランス語訳にデカルト自身が訂正加筆したもの）。この中の「しかし私には……と患われる」の箇所は、デカルト自身が書き下ろしたラテン語版では at certe videre videor, audire, calescere となっている。フランス語で「と思われる」il me semble que... と訳されたラテン語の videor は、文法形式的には videre（見る）の受動態だが、ここでは古いインド・ヨーロッパ語族で慣用された中動態 middle voice「私には……と見える」の意味で用いられている。[10]

長井は次のように考える。素朴な日常世界で主観客観関係が成立している「私は……をしている」（光を見ている、音を聞いている、熱を感じている）[11]という事態は、デカルトにとってはまったく明証性がない。デカルトにとって、cogito ergo sum といえるような仕方で唯一確実なのは、「私が……していると私に思われる」という中動的な自己のあり方だけである。しかし、能動でも受動でもなく主体でも客体でもないこの「私」は、われわれの健常な日常生活においては決して表だって考えられたりわざわざ言表されたりすることがなく、「非措定的な明証性」として隠蔽されている。だから《日常的世界の明証性の成立とコギトの明証性の隠蔽とは表裏一体の関係にあり、互いに互いを基礎づけあっている》[12]。統合失調症者の自己意識において特異的に亢進している「自己関与」は、この非対象的で中動態的なコギトの構造をもっているのではないか、と彼女はいう。

ここで問題になる「中動態」とは、現代の西洋各国語の祖語である古代のインド・ヨーロッパ語族（印欧語族）において、「見る」「聞く」などの行為過程が、この過程を生起させている主体から主体の外部にある対象へと向かう能動態（「私は……を見る」「私は……を聞く」）に対して、この過程が主体の内部で生起し、主体はこの過程の座として言い表される「私に……が見える」「私に……が聞こえる」などの語法のことである。現代語で広く用いられている受動態（「……が見られる」「……が聞かれる」）は、後代にいたってこの中動態から派生してきたものと考えられている。この態に「中動態」middle voice, Medium, voix moyenne など「中間」を含意する呼称が用いられるのは、能動と受動の二つの態がすでに確立している西洋の現代語を基準として名づけられたからなので、中動態が少なくとも受動態より古いことを考えれば不適切であるといわざるをえない。そのためにバンヴェニスト[13]は、過程の主体が外部対象へ向かう能動態を「外態」diathèse externe、過程がその座である主体の内部で生起している中動態を「内態」diathèse interne と呼んで、この二つを対比させることを提案している。

受動態が独立して能動態と対置されるようになると、中動態は独立の態としては姿を消し、古代ギリシア語やラテン語にその痕跡を残す以外は、「代名動詞」や「再帰動詞」を用いた語法によって、受動態と紛らわしい形でその機能を代替されることになった。フランス語の代名動詞 se voir（見える／見られる）、s'entendre（聞こえる／聞かれる）、ドイツ語の再帰動詞 sich sehen lassen（見える／見られる）、sich hören（聞こえる／聞かれる）などがその例である。

しかしそれ以外にもうひとつ、現代の西洋語で「中動的」な態様を表現する語法がある。それは、行為や事態や状況の主体を文章の主語に置かず、その代わりに非人称の代名詞 it, es, il などを仮主語として立てるさまざまな表現である。この語法が最も広く用いられているのはドイツ語ではないかと思われるが、思いつくままに例を挙げると、「私は具合／体調が良い」es geht mir gut、「私は残念に思う」es tut mir leid、「私は夢を見た」es hat mir geträumt、「私は腹が空いた」es hungert mich など、いずれも主体は行為・事態・状況などの生起する場所という身分で与格ないし対格の補語として登場しているにすぎない。

他方、印欧語族とは無関係な言語系統に属するものと考えられる日本語においては、中動態に対応する語形（「見える」「聞こえる」）が、能動態（「見る」「聞く」）や受動態（「見られる」「聞かれる」）とは独立に、現代でも広く用いられている。その場合、「見えるもの」を「見る」人、「聞こえるもの」を「聞く」人がだれであるかは問われない。富士山のよく見える場所に立つ人はだれにでも富士山が見えるのだし、電波が届きにくくて放送が聞きにくい地域に住む人にとってはだれにでも放送は聞こえにくいのである。場所が特定されさえすれば、行為の主体が主語化される必要はまったくない。

西洋語の文法をモデルにして日本語文法を体系化することに強く反対している金谷武洋によれば、この現象は日本語に主語が不在であることと密接に関係しており、印欧語族でも中動態がしきりに用いられていた時代には主語は存在していなかったのだという。[14]

金谷によれば中動態の中心的な機能は《行為者の不在、自然の勢いの表現》[15]である。非人称の構文で、上に挙げた例のように行為主体が与格や対格の補語として姿をとどめている場合ももちろんあるけれども、多くの場合には行為主体は個人を問わない無人称の存在になっている。その代表的な例は「雨が降る」it rains, es regnet, il pleut だろう。[16] 時と所さえ特定されれば、この言表はそれに関与する人がだれであれ妥当する。私個人の身の上に起こる上述の諸例でも、それが「自然の勢いの表現」であることには変わりがない。デカルトが「見える」videorという中動態をフランス語で表現するのに、「私には……と思われる」il me semble que ...（英語だとit seems to me that ...、ドイツ語ではes scheint mir dass ...）という非人称の構文を用いたのも、事態が「自然に」そう見えることを表しているのだろう。

これに関連して、esという非人称代名詞が思想史の上で果たした大きな役割についても触れておかなければならない。この点については、私自身すでに一論を試みているし、[17]その後、互盛央が古今の哲学文献をきわめて幅広く渉猟したモノグラフ『エスの系譜──沈黙の西洋思想史』[18]を公刊している。だからここでは、自己の存在というわれわれの論題に関わるかぎりでの問題を、二、三拾い出して置くにとどめたい。

われわれ精神科医にとって、やはりなんといっても関心が向くのは、フロイトの「エス」概念である。彼は一九二三年の『自我とエス』[19]で、それまでの「無意識」概念をほぼ継承する新しい概念として「エス」das Esの語を導入した。周知の通り、フロイトが「エス」の概念を採用したのは、彼を信奉する民間医師のグロデックの示唆によるものだった。グロデックはこう書いている。《人間は、自分の知らないものに動かされているというのがぼくの意見です。人間のなかには「エス」という何やら驚くべき力があって、それが、人間のすること、人間に起こることのすべてを支配しています。私は生きている」という言は、条件付きでしか正しくありません。……人間はエスによって生きられているのです》[20]。つまりグロデックが「エス」と呼んでいたのはフロイトの考えた個人的無意識のことではなく、それよりも遥かに根源的で普遍的な、個人の「私」がその力で「生きられ」ている、つまりそれが働くことによってはじめて個人が生きることになるような、「何やら驚くべき力」、換言すれば金谷のいう「自然の勢い」のことだったのである。

ハイデガーは、Sein（ある）という「こと」はそれ自体は存在者Seiendes、つまり「ある」ところの「もの」ではないのだから、「Sein がある」Sein ist とは言えず、言えるとすれば es gibt Sein、つまり es が Sein を与えるという言い方しかないと述べて、われわれに「ある」ということを「与え」ているこの「エス」についての思索を展開している。[21]

ドイツ語で es gibt …（エスが……を与える）というのは、「……がある」「……が存在する」という意味で、英語の there is(are)… やフランス語の il y a … と一見よく似た仕方で日常的に頻用される言い回しだが、there is や il y a と違って具体的に目の前にある事物に関して言われるのではなく、そもそもこの世の中に、あるいは自然界に、そういったものがある、存在しているといった、むしろ観念的な存在に関して用いられる（具体的事物に対しては es ist … が用いられる）。

つまり、なにかが「ある」、存在するという事態を、われわれ人間に「与え」て可能ならしめている非人称の「エス」というのは、やはり「だれ」とは名指すことのできない、強いて言えば「神」としか呼べないような自然の摂理、「何やら驚くべき力」（グロデック）のことだということになるだろう。

4　「あいだ」の病理としての統合失調症

統合失調症という病態は、十八世紀末ごろから歴史上に出現し始めたと言われる。その最初期の代表的な実例が、劇作家のレンツ（一七五一〜一七九二年）と詩人のヘルダーリン（一七七〇〜一八四三年）である。青年期に発病して理性と社会性を破壊するこの精神病は、十九世紀に入ると猛烈な勢いで増加し始め、クレペリーンは「早発痴呆」の名のもとにその病態の精緻な記載を試み、二十世紀に入ってオイゲン・ブロイラーがこれを「精神分裂病」（現在の呼称は「統合失調症」）と改称して現在に至っている。ところが二十世紀後半になるとその頻度も病勢も次第に衰え始め、近い将来に人類史上から姿を消すのではないかとさえ考えられている。[22] しかし、多くの精神科疾患が精神症状を伴う内科疾患として扱われている現在においても、なお精神科医という特別な存在を――つまり人間の「こころ」という特殊な働きについての「臨床哲学的」な思索能力を――必要とする数少ない病気の一つとして、統合失調症はなおしばらくは精神医学の中心的な疾患であり続けるだろうと思われる。

統合失調症の「病因」は皆目不明である。しかし右のような疫学的な知見から、これが社会的存在としての人間の「内面」に関する、ある意味での進化論的な事態であることは容易に想像できる。言い換えればそれは、社会という個人の集合の中での、全体に対する個人の個別性の確認と深く関連した事態なのである。それがいったん発症した後で患者がそれに対して示す「反応」としての臨床症状は多彩なものでありうる。他人の言動を自分の存在に関係づけて誤解する幻覚妄想症状や、よりプリミティヴな緊張興奮症状がその代表的なものであろうことは、容易に考えられる。しかし、統合失調症を統合失調症たらしめているその本質的な病理、その基礎病態は、そのような反応的・症状的レベルとは別の、個別的自己の自己性、あるいは本論の冒頭に述べた「自分が自分であること」の成立不全にあるように思われる。換言すればそれは自分と他者との「あいだ」の成立の成否に関わる病理なのである。

私は統合失調症（当時の呼称では「精神分裂病」）についての私自身の病因論（基礎障碍論）を、「個別化の原理の危機」という命題で開始した（一九六五年）。[23]ここで「個別化の障碍」と言わずに「個別化の原理の危機」と言ったのは、統合失調症に見られる自己の成立不全があくまでひとつの結果であって、この結果を導いた――「その可能性の条件」と言ってもよい――「原理」、私という個人の自己を、他の多くの人たちもそれぞれに自己である、それらの「自己」たちと混同したり混じり合ったりすることなく、あくまでも私ひとりの絶対個別的な自己として経験し、「自分」という自称詞でもってそれを言表することを可能にしている、その「原理」こそが問題だということを言いたかったためである。そしてこの自己の個別化の原理の危機とは、自分と他人との人間関係の、自分と他人との「あいだ」の危機以外の何ものでもない。

統合失調症の基礎的な病理を「あいだ」の不成立に見た最初の精神病理学者はアルトゥール・クローンフェルト（一九三〇年）[24]である。彼は生物学的な意味での個体 Individuum に統一的能動性の原理である自己 Selbst が働くことによって可能になる人間特有の内面的個体性をペルソーン Person と呼び、統合失調症の基礎障碍をペルソーンの喪失だと考える。自己が自己となるためには、そこに汝としての他者が現れなくてはならない。汝との共同性 Gemeinschaft が可能である場合にのみ、自己性は可能である。自己性の前提となり、自と他、私と汝をともに基礎づけながら、それ自体は自他の区別を超越しているこの本質領域を、クローンフェルトは「メタ共同性」Metakoinon と呼ぶ。そして統合失調症の基礎的な事態は、このメタコイノンの不成立だと考える。

しかしこのメタコイノンは、けっして形而上学的に構築された単なる理念ではない。それはそこから経験的な個別的自己（みづから）が限定されて出てくる超越論的な源泉として、ある種の現象学的直観によって経験することが可能であるような、いわば「父母未生巳前」の根源的自発性（おのづから）のことである。

《生命的自発性の水圧が一杯にかかった水源から、個別的に分離した（「身」と呼ばれる）身体的存在の出口を通って送り出る噴水のようなものを思い浮かべてみよう。一つひとつの噴出口の特徴にしたがってそれぞれに異なった弧を描く水の曲線が、個々の自己だということになるだろう。シニフィアンの差異体系の中で限定を被った「自己」というのは、いわばこれを写真に撮ったものとでも言えようか。水源で水が噴出口から出るまでの動きを見れば「おのずから」ということになり、噴出口を通ってからの水の動きは「みずから」ということになるのだろう。あるいはまた、噴出口を越してから後のところで生命的行為としての個々のノエシス的作用がいとなまれるとするならば、それに全体的な方向を与えるメタノエシス的原理というのは噴出口にかかる水圧に譬えられるかもしれない。》[25]

これは私が「あいだ」について書いた単行本の「結び」の一節である。私がこの著書で書きたかったことは、自分と他人との「あいだ」とは実は自他分離以前の（この譬えでいうと「水源」の）「おのづから」の動きを自分が内在的に（「みづから」の内部で）感じとったものだということである。われわれ個人個人の自己存在は、身体的分離によって個別化された「自己」と、それを産み出した本源的で個別性を持たないメタコイノンとの二重構造——これを「自己論的差異」と名づけてもよいだろう——であるとしか考えられない。私が統合失調症の基礎障碍を「個別化の原理の危機」と見なしたときに、この「個別化の原理」という概念で言いたかったのは、この「自己論的差異」以外のなにものでもない。

先にも述べたように、統合失調症の発症は、社会的存在である人間の内面（すなわちここでいう「自己論的差異」）に関する一種の進化論的変異に対応した、したがって個人の諸条件（狭い意味での遺伝負因、心理的あるいは神経心理的「脆弱性」、とくに中枢神経系の特異性など）を超えた、時代的・文化的な変遷によって左右される可能性がある。社会や共同体の全体に対して個人の個別性が優位に意識されるようになった十八世紀の啓蒙思想の時代にこの病理が最初に姿を現し、個と全体主義が激しく対立した十九世紀と二十世紀前半に最盛期を迎え、個が再び優位を回復しつつある二十世紀後半以降、それが衰退の方向に向かっていることは、偶然ではないように思われる。この社会意識の変化と統合失調症の疫学的趨勢は、けっして直接の因果関係で結ばれてはいないだろう。この両者を目立った顕現とする、より下層の——進化論的としかいいようのない——人間の内面の変化が考えられてしかるべきなのではないか。さらに言えば、ヘーゲル以降の哲学史の諸動向、近くはフロイトの無意識論、ハイデガーに端を発する「差異の哲学」、言語や論理の射程をめぐる諸考察（例えばヴィトゲンシュタイン）、我が国では西田の「絶対矛盾的自己同一」の思索などを、同じこの変化の現れと見ることも可能なのかもしれない。

社会や共同体の全体と個人の個別性との関係ということでいえば、この（広義の）「あいだ」を支配している「自己論的差異」についても、個別化以前の「おのづから」の根源的自発性と身体的に分離した「みづから」との関係を問題にしなければならないだろう。言ってみれば各個人の自己は、社会的な「おのづから」としての「自」と、各自の分け前である「みづから」との差異を、「自分」として生きなければならない。社会や共同体は、それに固有の無名の impersonal な自明性でもって、それに属する各個人の personal な意志を左右する。いわゆる全体主義やファシズムの危険は、各個人がこのようにして自らを動かしている社会的な全体の意思を、自分自身の個人的な意思と誤認する点にあるのだろう。これを防ぐためには、個と全体、クローンフェルトのいうペルソーンとメタコイノンに関する自己論的差異についての透徹した反省が必要である。

もしも統合失調症という病態がこの自己論的差異構造の、進化論的な変遷に関わる事態であるとするならば、それはこれを「自分が自分であること」の病理と見なそうとするわれわれの見方に対する有力な傍証になりうるだろう。

1 この点に関しては、本日の演者の一人である永井均が一連の著作を通じて精力的に論じている。

2 Th. Nagel (1974): What is it like to be a bat?, In: Mortal Questions. Cambridge University Press, 1979, p.165. 永井均訳『コウモリであるとはどのようなことか』勁草書房、一九八九年、二五八頁。

3 D.R. Hofstadter and D.C. Denett: The Mind's I. Fantasies and Reflections on Self and Soul. Basic Books; New York, 1981. 坂本百大監訳『マインズ・アイ――コンピュータ時代の「心」と「私」』下、TBSブリタニカ、一九九二年（本論文とその編者短評の訳者は植村恒一郎氏）。

4 西田幾多郎「場所」（一九二六年）『働くものから見るものへ』（全集第四巻）所収。参照の便を考慮して、上田閑照編『場所・私と汝　他六編』（西田幾多郎哲学論集Ⅰ）岩波文庫、一九八七年より引用する。

5 M. Heidegger: Sein und Zeit, 1927, 7.unveränderte Aufl., Niemeyer; Tübingen,1953, S.41, S.132f.

6 ブランケンブルクも、人間学的妄想研究がなぜ現存在分析的な方向を取るかの考察に当たって、現‐存在Da-sein は動詞的に理解されるだけでなく、他動詞的に理解されることを挙げ、《自己および世界との志向的な関係から前志向的な関係に立ち戻ること、換言すれば存在Sein と意識Bewußtsein（『ある」と「意識されている」）の分裂の背後へ遡ることは、同時に存在概念それ自身が志向性〔＝他動詞性〕の諸特性を自らの中に取り込むときにのみ可能である》と述べている（W. Blankenburg: Psychopathologie des Unscheinbaren. Parodos Verlag; Berlin, 2007, S.90/91. 木村敏・生田孝監訳『目立たぬものの精神病理』みすず書房、二〇一二年）。

7 長井真理「内省の構造――病的な「内省過剰」について」村上靖彦編『分裂病の精神病理 12』東京大学出版会、一九八三年（長井真理『内省の構造――精神病理学的考察』岩波書店、一九九一年所収）。

8 長井真理「分裂病者の自己意識における「分裂病性」」。木村敏・松下正明・岸本英爾編『精神分裂病――基礎と臨床』朝倉書店、一九九〇年（長井真理『内省の構造――精神病理学的考察』岩波書店、一九九一年所収）。

9 Descartes: Œuvres et letters. Textes présentés par André Bridoux. Bibliotheque de la Pléiade, Gallimard, 1953, p.279.

10 この箇所に videor（il me semble que...）という語が用いられて、cogito が表象的思惟としての「考える」ではなく、感覚的な「思われる」を意味していることに注意を促したのは、ミシェル・アンリである（Michel Henry: Généalogie de la psychanalyse. Le commencement perdu. PUF 1985. p.24/25. 山形頼洋他訳『精神分析の系譜――失われた始原』法政大学出版会、一九九三年、二四頁）。長井はアンリを引用していないが（当時はまだ邦訳が出ていなかった）、彼女がこの論文を執筆しているとき、私はちょうどこのアンリの書物を読んでいる最中だったので、彼女との会話ではいつもこのことが話題になっていた。彼女の思索がそれによって触発されたであろうことは十分に考えられる。ただし、この videor が能動態でも受動態でもなく、中動態という特別な態であることを――バンヴェニストを引用して――問題にしたのは、アンリではなく、長井のオリジナルである。

11 人口に膾炙されているこの cogito ergo sum（われ思う、ゆえにわれあり）という表現は、そのままの形では『省察』には登場しない。これが書かれているのは『方法序説』と『哲学原理』である。

12 長井真理、前掲書一九五頁。

13 バンヴェニスト『一般言語学の諸問題』岸本信夫監訳、みすず書房、一九八三年、一七二頁。

14 金谷武洋『日本語に主語はいらない』講談社選書メチエ、二〇〇二年、二二九／二三〇頁。同『英語にも主語はなかった――日本語文法から言語千年史へ』講談社選書メチエ、二〇〇四年、一八六～二〇九頁。

15 金谷武洋『英語にも主語はなかった』二〇五頁。

16 ドゥルーズは『意味の論理学』（G. Deleuze: Logique du sens. Les Éditions de Minuit: Paris,1969. 小泉義之訳『意味の論理学』上・下、河出文庫、二〇〇七年）の『第二一セリー、出来事」で、《非人称的で前‐個体的な特異性の「ひと」le *on*》のことを、"le *on* de l'événement pur où *il* meurt comme *il* pleut" と書いているが（p.178 邦訳上巻六五頁）、このフランス語は絶対に邦訳不可能だろう。訳者の小泉氏は、「雨の降るごとく死が降る……純粋な出来事のヒト」と訳しておられるが、「雨が降るような仕方で自然現象として死ぬところの、純粋な出来事としての無人称のひと」くらいの意味だろうか。

17 木村敏「エスについて――フロイト・グロデック・ブーバー・ハイデガー・ヴァイツゼッカー」『思想』一九九五年六月号（木村敏『分裂病の詩と真実』河合文化教育研究所、一九九八年に収録）。

18 互盛央『エスの系譜――沈黙の西洋思想史』講談社、二〇一〇年。

19 S. Freud: Das Ich und das Es, 1923. Gesammelte Werke XIII. Fischer Taschenbuch Verlag, Frankfurt a.M., 1999. 道籏泰三訳『自我とエス』（フロイト全集一八巻）岩波書店、二〇〇七年。

20 G. Groddeck: Das Buch vom Es. Psychoanalytische Briefe an eine Freundin. Internationaler Psychoanalytischer Verlag, Wien, 1923. 岸田秀・山下公子訳『エスの本――無意識の探求』誠信書房、一九九一年、一二／一三頁。

21 M. Heidegger: Zeit und Sein. In: *Zur Sache des Denkens*. Niemeyer, Tübingen, 1969. 辻村公一・ブフナー訳『思索の事柄へ』筑摩書房、一九七三年。

22 この点に関しては木村敏『心の病理を考える』（岩波新書、一九九四年）のV章「分裂病と進化論」を参照してほしい。

23 木村敏「精神分裂病症状の背後にあるもの」『哲学研究』四三巻三号、一九六五年（木村敏『分裂病の現象学』弘文堂、一九七五年、『新編 分裂病の現象学』ちくま学芸文庫、二〇一二年に収録）。

24 A. Kronfeld: Perspektiven der Seelenheilkunde. Thieme, Leipzig, 1930, S.44-49.

25 木村敏『あいだ』弘文堂、一九八八年（ちくま学芸文庫、二〇〇五年）。

八章　あいだと生死の問題

1　「水平のあいだ」と「垂直のあいだ」

私が最初にはっきり意識して「あいだ」という概念を使い始めたのは、二度目のドイツ留学から帰国して一九七二年に出版した著書『人と人との間』[1]である。「精神病理学的日本論」という副題をつけたこの本を書くきっかけとなったのは、個々の精神疾患についての精神病理学的・臨床哲学的な考察ではなく、二度にわたる留学生活を通じて私が強く意識した、私自身のなかの日本人固有の心性についての自覚を文章化してみたいという気持ちだった。

それまで日本で西洋の精神医学を学び、書物に書いてあることと臨床で実地に体験することとのズレは一般論と具体例の隙間だろうと目をつぶって、なんとか西洋の理論体系——それは私の場合には例えばビンスヴァンガーから学んだ現存在分析の方法だったのだが——を身につけようと努力してきた私にとって、ドイツで実際に経験した患者の言動があまりにも書物に書いてあるとおりであることは、痛烈な衝撃だった。普通にいうカルチャーショックが、異文化に触れてそれまでの自分自身の自明性を揺るがされることだとすると、このときの私の衝撃は「逆カルチャーショック」とでも呼べるだろうか。自分の中でどうしても自明性を獲得できないで来た、書物の中の——とくに人間関係に関する——叙述が、異文化であるドイツの臨床現場では見事な自明性をもって実現していることへの驚きだったのだから。

私は考えた。自分は将来また日本に戻って、日本人相手の臨床を続けて行かなくてはならない。その臨床と、それを基礎づける理論的思索は、日本人に合ったものでなくてはならない。だとするとこれまで学んできた西洋の思想は、かなり根本的なところで見直す必要があるのではないか。そしてこれは、結局はやはり「人と人とのあいだ」、「自己と他者とのあいだ」の関係についての、日本人と西洋人の経験の違い、捉え方の違いを明らかにすることに帰着するのではないか。そんなことを強く意識しながら一回目の留学から帰国したことをよく覚えている。

この『人と人との間』という本を書いた動機としては、具体的なところでは、一回目の留学中に手がけて帰国後ドイツの専門誌に投稿した私の学位論文「日独の鬱病についての比較研究」[2]と、それに引き続いてやはりドイツ語で書いた何篇かの比較文化精神医学的な論文の趣旨を、日本語で日本の読者に紹介することが主要な目的になっている。さらに付随的な動機として、当時同じ出版社から上梓されて大きな話題を呼んでいた土居健郎氏の『「甘え」の構造』[3]に対する私の疑問を提示したいということもあった。土居氏も私と同様に日本的な対人関係論を扱っていながら、それを結局は西洋出自の精神分析の語法で説明しているのに飽き足らなかったからである。

この『人と人との間』を執筆するのに当たって私の念頭にあったのは、中国語では語義通り「人と人との間」つまりは「世間」の意味で（現在も）用いられている「人間《じんかん》」の語が、奈良時代に仏教の経典とともに日本へ伝わってきたとき、当時の日本人がそこにそういったいわば空間的な意味を読み取らず、これを個々の human being の意味に読み替えたという歴史的な事実であった。この読み替えないし誤読を可能にしたのは、日本人のどのような精神構造だったのだろうか。この「和製漢語」には、人と人との間柄あるいは関係を表示する本来は空間的で水平の「あいだ」という観念が、個人個人の人間を真に人間たらしめる本質、いわば「人間の条件」とどこかでつながっているという、古代日本人の重大な洞察が潜んでいたのではないだろうか。

この本は、日本人がよく使う「われわれ日本人」という言い回しに対して、私が親しくしていたあるドイツ人哲学者が不快感を示し、ドイツでは「われわれドイツ人」という言い方はナチス的な全体主義の臭いがして、普通はあまり用いないと言い出した話から始まっている。当時そのドイツ人に対して、私はおおよそ次のように反論した。

「われわれ日本人」というときの「われわれ」がもつ自己限定的な意味は、けっして個人レヴェルの集団的排他感ではない。つまり、複数の個人からなるある集団が、他の個人集団に対して行う差別的な自己規定ではない。それはむしろ、何千年も前から日本列島に生きていた私たちの先祖にまでさかのぼって、その血を受けた、私自身もその一員である「われわれ」の意味であり、個人以前のなにかに関するアイデンティティ、禅で言う「父母未生以前の自己」に関する自己限定の意味である。それはいわば、「われわれ」と「彼ら」との水平的な差異に関する自己規定であるよりも、「われわれ」あるいは私自身の成立の垂直的な根拠に関する、個人集団としての「われわれ」以前の自覚、いわば「われわれ」ないし私の「原初的アイデンティティ」に関わっている。

『人と人との間』の冒頭に、私は次のように書いた。

《自己が自己として自らを自覚しうるのは、自己が自己ならざるものに出会ったその時においてでなくてはならない。……西田幾多郎の有名な「世界が自覚する時、我々の自己が自覚する。我々の自己が自覚する時、世界が自覚する」は、この点を指している。……自己が自己ならざるものに出会った、まさにその時に、ぱっと火花が飛び散るように、自己と自己ならざるものとがなにかから生じる。……個人とは、このなにかが、自己と自己ならざるものとの出会いを機縁にして分かれて生じてきたものである。このなにかが個人以前にある。……私はさしあたってこのなにかを、「人と人との間」という言い方で言い表しておこうと思う。》[4]

実を言うと、ここで「あいだ」として概念化された現象そのものに対する私の関心は、それよりもさらに十数年前の学生時代に熱中していた音楽体験、なかでも室内楽の合奏体験にまでさかのぼる。

合奏をしていて自分以外の共演者との「あいだ」でうまく呼吸を合わせるためには、自分自身の演奏においてそのつど弾き出されるパッセージと、それがそこから汲み出される「音以前」の——それ自体は「沈黙」した——流れのようなものとの「あいだ」が、自分の音楽体験の内部で生き生きと感じられていなくてはならない。他の演奏者たちとのタイミングを合わせるためには、自分自身の演奏との内部的・垂直的なタイミングが合っていなければならない、と言っても同じことである。[5]

私は後に（一九八八年）「あいだ」を主題的に論じた一冊の著書『あいだ』[6]で、この合奏体験にあらためて現象学的な考察を加え、主体が個々の音を演奏する「ノエシス的」行為に対して、その「背後」からこのノエシス的行為をさらにノエシス的に制御している「第二の（原初的な）主体」のはたらきを「メタノエシス」と名づけておいた。[7] 音楽において通俗的には「音と音との（水平的・離散的な）あいだ」として理解されている「間《ま》」というのは、厳密に言えばただの一音においてすら垂直的・凝縮的に機能している、この「原初的メタノエシス」のことに他ならない。[8]

このメタノエシスは、これをその感覚面で捉えれば、アリストテレスのいう「共通感覚」と厳密に一致する。[9] アリストテレスは、視・聴・味・嗅・触の各個別感覚の根底にあってこれを統合する「共通感覚」koiné aisthesis, sensus communis について、これを二つの異なった観点から説明している。第一にそれは運動・静止・形・量（大きさ）・数など、すべての感覚に共通するものについての感覚であり（「霊魂論」III, 425a）、第二の観点では、それは各個別感覚に対して「その感覚そのものをさらに感覚する根源的な感覚」とされている（「睡眠と覚醒について」II, 455a）。言い換えれば、共通感覚は、第一の観点では各感覚相互の「あいだ」をつなぐ感覚と見られ、それによって例えば「大きい」という形容が、目に見える事物（「大きな机」）についても耳に聞こえる音（「大きな物音」）についても可能になるし、さらには「大人物」、「大事件」などの抽象的な性質についての比喩的な転用も可能になる。これに対して第二の観点で見られた共通感覚は、それぞれの個別感覚それ自体において、感覚器官で直接に経験される感覚と、この感覚を背後からさらに感覚している、より高次の、あるいはより深層の、原初的感覚との「あいだ」の差異を担う機能とされる。そして第一の観点で考えられる各感覚の間様態的・比喩的な転義を可能にしている条件こそ、第二の観点で見て取られる個別感覚内部での、ノエシス的感覚とメタノエシス的感覚との差異構造そのものであると考えてよい。

共通感覚というメタノエシス的な原初的感覚が働くことによってはじめて、われわれは感覚に導かれて現実の世界と実践的・行為的に関わることが可能になる。「共通感覚」sensus communis はやがて英語で common sense と表現され、各人が他人たちとの「あいだ」に共通する感覚を通じて、実践的に世界と関わる「常識」の意味を帯びることになったのだが、その淵源はすでにアリストテレスの共通感覚概念の中に見出せる。[10]

アリストテレスが共通感覚を説明するのに用いた二つの観点は、そのまま対人関係を基礎づけるメタノエシス的な感覚についても適用できる。そもそも、私が合奏音楽で見出したノエシス／メタノエシスの差異構造は、そのまま日常的な対人交流においても妥当するものなのである。何人かでの会話に参加しているとき、皆とのあいだで話題や雰囲気の調和を損なわないようにしようとすれば、自分の発言とその会話の場を支配している「空気」との調和を、まずもって確保しなくてはならない。この「空気」は、会話に参加している人たち全員にいわば通底していて、優れた意味でメタノエシスとして機能している。俗に言う「空気の読めない人」が対人交流に欠陥を示すのは、その人がまずもって自分自身の内部で、この「ノエシス／メタノエシス差異」を確保できていないからに他ならない。

ふつうに「自己の主体性が弱い」と言い慣わされて、例えば統合失調症の患者やこれに親和的な人の対人的・相互主体的な行動様式を形容している表現は、その人が対人関係場面で示す意思疎通の不十全さを、[11] その人の自己あるいは主体性の不十全さとして捉えたものである。ここで「主体性」Subjektivität とはどのような在り方を意味するのであろうか。

ヴァイツゼカーは彼の医学的人間学を、「主体／主観 Subjekt を導入した人間学」として構想した。しかし彼のいう「主体」とは、この語で通常理解されているように、自己意識と自由な意志を備えた人間存在だけに限定されるものではない。生まれてくる前の胎児も乳飲み子も、睡眠中の人も、さらには動植物から単細胞生物に至るまで、あらゆる生物、あらゆる生きもの Lebewesen は例外なく、主体として自らの生を生きている。自らの生にとって有害な環境から逃避し、自らの生を促進する環境を求める生物の運動は、物理学的・化学的な法則によっては客観的に説明できない純粋に主観的・主体的な行動である。人間の対人行動もその延長線上でしか考えられない。

《古典的自然科学の問い方が「認識が客観を認識する」という形式であったのに対して、新しい問い方は「自我 Ich がその環境に出会う」という形式をもつ。ここで「自我」と心的現象との一切の混同を防止するために、われわれは現象との結びつきをまだ残している自我の概念から、それと環境との対峙 Gegenübersetzung の根拠をなす原理を取り出して、これを主体と呼ぶ》[12] とヴァイツゼカーはいう。「主体」とは、有機体と環境が絶えず出会っているその接触面（「あいだ」）で、この出会いの根拠として働く「原理」Prinzip である。主体としての有機体が客体としての環境と出会うというのではなく、有機体が環境と出会っているかぎり、その出会いが主体を成立させているのだと言ってもよい。[14]

主体を主体として成立させている原理を「主体性」と呼ぶとすれば、ヴァイツゼカーはこの「主体性」について、きわめて晦渋な、説明とも言えない説明をおこなっている。彼はまず、《生きものを生きものとして規定している規定の根拠それ自体は対象となりえない。このことを生物学における「根拠関係」Grundverhältnis と呼ぼう。生物学を支配している根拠関係とは、実は客観化不可能な根拠への関わりであって、因果論に見られるような原因と結果といった認識可能な二つのもののあいだの関係ではない》と述べた後、《根拠関係とは実は主体性のことである》[15] と書く。

われわれは、ここでヴァイツゼカーが、生命体とその環境との「あいだ」にいわば「水平」あるいは「横」の出会い（対峙）を可能ならしめる原理として「主体」の概念を設定した上で、この主体が主体でありうるためのいわばさらに高次の条件として、生命体が――それ自体は対象的あるいは客観的に認識することのできない――「生命の根拠」に、いわば「垂直」あるいは「縦」の方向で根ざしているという意味での「根拠関係」をあげていることに、無関心ではいられない。生命体がその個体的生存の基盤である「生命の根拠」とのあいだに維持している垂直の根拠関係（＝「主体性」）が、その生命体と環境とのあいだの水平の出会いを可能にし、ひいてはその生命体を「主体」として環境――「世界」と言ってもよい――と対峙させているということなのである。これはわれわれが上に見たアリストテレスの共通感覚の「二重構造」や、私が合奏音楽で見出した「ノエシス／メタノエシス構造」とも、そのまま対応しているのではないだろうか。そして、これをさらに普遍的な方向へ掘り下げれば、人間学の根幹にある「生」と「死」の関係という問題についても、これを「水平のあいだ」と「垂直のあいだ」という二重性の観点から論じることが可能となるのではないかと思う。

2　「生」と「死」から〈生〉と〈死〉へ

死は、ふつうに考えれば生の否定である。「死ぬ」というのは「生命が無くなる」ことだし、「死んでいる」というのは「生きていない」ことである。しかしというか、だからというか、「死」がなにを意味するかは「生」がなにを意味するかに連動して、「生」の意味が変わるのに伴って変化する。
　われわれは通常「生」の概念を、西洋語の life, Leben, vie などに対応する意味で理解している。それとは別に、純粋な日本語として「いきる」や「いのち」があるし、古代には「生《あ》る」を存在の意味に用いていたらしいけれども、[16] それらについてはここでは立ち入らない。Life, Leben, vie などの日本語訳としては、ごく一般的な「生」の他に、「生命」と「生活」ないし「人生」が考えられる。この語を「生命」の意味にとるか「生活」ないし「人生」の意味にとるかによって、「生」の理解は根本的に変化するし、それに伴って「死」の意味も大きく変化する。[17]
　エルヴィン・シュトラウスは、ハイデガーからも大きな影響を受けて独自の哲学的な精神病理学を展開した人だが、ハイデガーが「生きる」ということにあまり重きを置かなかったという批判を述べている。ハイデガーの現存在分析論が、その出発点である日常性を「出生と死のあいだにあること」das Sein zwischen Geburt und Tod と解しているのに[18]対して、医学は、したがって精神医学も、「生殖 Zeugung と死のあいだ」を問題にしなければならない、とシュトラウスはいう。[19]「受精 Befruchtung と死のあいだ」といっても同じだろう。出生と死のあいだの Leben だと普通にいう人生ないし生活の意味になるが、受精と死のあいだの Leben の場合には単純にそうはならない。
　ヴァイツゼカーの医学的人間学では、もっと徹底している。彼は「生きられなかった（生きられていない）生」ungelebtes Leben, das Ungelebte が「はたらきをもつ」Wirksamkeit ということを言い、[20] その一つの例として、受精すらされなかった、だから「生殖」という意味でも「生まれて」こなかった人たちのことを考えている。《この人たちは、まだ神の、あるいは父のもとにある。システィーナ礼拝堂にはミケランジェロによるアダムの創造の絵があって、そこには創造主の衣のなかに、そういった生殖されなかった人々が子どもの姿でかくまわれているのがみられる》。[21] いわゆる避妊や産児制限、あるいは男性における去勢は、その意味で妊娠中絶や堕胎にひとしい行為だということになる。

そうなると、「生」Leben の意味は、個体ないし個人の「生活／人生」の意味からも、その「生命」の意味からも離れることになる。個体として「生殖」されず、「出生」しなかった、だから当然「生きられて」いない「生」が、現実 wirklich に存在して、しかもそれこそが wirksam ではたらきをもつというのだから。《生きられていない生やおもてに現れていない現実のほうが、この〈実際におもてに現れた〉現実以上に未来に対する働きをもっている、ということになる。いずれにしてもここには、死んだもの（生きていないもの）das Tote が、生きたもの das Lebende を超えた現実性／はたらき Wirklichkeit をもっていることがはっきり示されている》。[22] ここで「死んだもの」（邦訳では「死の世界」と訳してある）という表現が、かつて一度は生きていた生命が「生を終えて」死んだ、という意味をもたないことは明らかである。生は、それが生まれてくる前は、この「生きていないもの」の世界に安らっている。ドイツ語の tot にはその意味があるのだろうか。この意味は、通常の日本語の「死」にはない。[23] この、個人の生命あるいは人生としては「生きられていない」生――これをヴァイツゼカーは「生きていないもの」という意味で「死んだもの」das Tote と表現しているのだが――のことを、われわれは真剣に考えてみなければならない。そしてわれわれは、この「個人を超えた」生――生であると同時に〈生きられていない／生きていないという意味で〉「死」でもある「生」――のことを、山括弧をつけて〈生〉と表記することにしよう。

この〈生〉は誰の「生」なのか。それはまだ受精もされておらず、だから当然「生殖」もされていないのだから、この〈生〉には帰属先がない。所有者がいない。所有者不在の、だれのものでもない〈生〉、それはいったいどういうことなのか。

ヴァイツゼカーは、彼の第二の自伝『出会いと決断』の中の、特に生命について論じているわけでもないくだりで、まるで口が滑ったかのようにさりげなく、こんな重大なことを書いている。"Mit der Leiblichkeit kommt Leben ins Leben"[24]――《身体をもっていることによって、生命が生命の中へ入ってくる》というぐらいの意味だろう。人間は、あるいは生きもの一般は、受精卵からその身体が形成されることによって「個体」となり「個人」となる。それが生殖ということである。個体としての独自の身体を与えられることによって、「生命が生命の中に入ってくる」。ここに出てくる二つの「生命」の後の方、「そこへ生命が入ってくる受け皿」としての「生命」が、その個体独自の、世界中に唯一の、そして有限の寿命を与えられた、普通の意味での生命であることは明らかだろう。問題はもうひとつの、その前に書かれた「〔個体の〕生命の中へ入ってくる」方の生命、無冠詞で、ということは特定の所有者なしの身分で表記された「生命」である。私は、ヴァイツゼカーがなんの説明も注釈もなく、まるで自明なことのように書いているこの「生命」こそ、〈生〉そのものに他ならないのだと思う。

この〈生〉についても、死はその否定であると言えるのだろうか。

主体を導入することによって「生」についての前人未踏ともいえる洞察に到達したヴァイツゼカーは、死についてはどのように考えたのか。私は、この点に関してはヴァイツゼカーに対してかなり批判的な見方をしている。

ヴァイツゼカーは若いころフロイトの精神分析に傾倒してこれを身体医学に取り入れようとし、一九二六年にはウィーンの自宅にフロイトを訪ねて、親しく対話をおこなっている。それだけでなく、その後ナチスが台頭してフロイトとその精神分析が弾圧の対象となっていた一九三三年に、周囲の危惧を無視して彼の代表的な論文の一つである「身体事象と神経症」[25]を『国際精神分析学雑誌』に掲載した。[26] しかしその後、自身のキリスト教信仰とフロイトの宗教観との齟齬も大きな原因となって、ヴァイツゼカーの「フロイト信奉」ないし「精神分析熱」は次第に醒めたものになって行き、とくに晩年にはフロイトの理論に対する批判的な言辞が多く見られるようになる。

ヴァイツゼカーによれば、フロイトの有名な「エスから自我を生じさせよ」[27] Aus Es soll Ich werden は、これを身体疾患にも適用しうるものとするためには、つねにその逆の「自我からエスを生じさせよ」Aus Ich soll Es werden によって「補完」しなくてはならない。[28] フロイトがそれをなしえなかったのは、彼が死との対決 Begegnung において明確な立場をとりえなかったからである。彼の「死の欲動」Todestrieb は死との対決の「間に合わせ」Surrogat にすぎない、とヴァイツゼカーは言う。[29]

私の見るところでは、フロイトの「死の欲動」概念が精神分析理論に混乱を惹き起こした主な原因は、それが当時の精神分析家たちの意表を突くもので、彼らの理解を大きく超えていたことにあったのは間違いないとしても、フロイト自身が「生」と「死」の概念を、一方では個体を超えた〈生〉のレヴェルで正しく捉えていたにもかかわらず、他方ではこれを個体の「生存」のレヴェルで説明するという原理的な混乱を冒したことがその根本にあった。[30] そして私がヴァイツゼカーに対して抱いている大きな不満は、彼がこのフロイトの「説明」のほうにしか注目しなかったのではないかという点にある。

実はヴァイツゼカーは、その十年前に著した彼の主著『ゲシュタルトクライス』の冒頭[31]に、《生そのものは死なない。死ぬのは個々の生きものだけである》と書いている。ここに書かれた「生そのもの」が〈生〉を指していることは、言うまでもないだろう。「死ぬ」ということが、個体がその生命を終えることであるとするなら、〈生〉は個体の生命ではないのだから、当然、死ぬこともありえない。この「生そのもの」を、地球上に四十億年前に発生した「生命現象」のようなもののことだと解するのは（私自身、以前はそのように理解していたし、一般の人に解説するときには便宜上そう説明することもあるけれども）、基本的には誤りだろう。地球も宇宙も、だから当然のこととして生命現象も、所詮は有限な存在なのだから。それが今後どれくらい続くのかはわからないとしても、それが原理的に「死なない」とは言えないはずである。

身体をもつことによって〈生〉が生のなかへ入ってくるのだとすると、地球上に物質的な意味での生命現象が最初に出現したとき、そこでもやはり〈生〉が「入って」きたのだろうか。どこから入ってきたのだろう——それは誰にも答えられない問いである。

〈生〉は死なない。ということは、〈生〉が個体の生命とは違った在り方をしているということである。普通の意味での「可死的」sterblich な物質的生命と違って、〈生〉はまったくそれとして認識できない。それはわれわれの対象的経験を絶対的に超えている。だからヴァイツゼカーが、〈生〉が個別的身体的な生命の中へ入ってくると言ったとしても、これは〈生〉という「なにか」の動きを対象的に捉えてそう言ったのではない。彼が――そしてわれわれのすべてが――直接に経験できるのは、自身の個別的生命の中へ超越論的で経験不可能なこの「なにか」が――「どこから」の問いには誰も答えられない「どこかから」――入ってくるという「動き」それ自体だけである。そしてその「入ってくる」入り口のところで、個別的生命がその「どこか」と境を接する境界点で[32]、アクチュアルに、そして実際の効果を伴ってエフェクティヴに――ヴァイツゼカーが wirksam と表現したところの――生命賦活的・生命触発的な「はたらき」あるいは作用が生起しているということだけである。

この「はたらき」によって、個体の身体は生命を賦活され触発されて、主体として「生きて」いる。言い換えれば、われわれが直接に主体的／主観的に経験できる自己の個別的生命が生きているのは、それがその特定不可能な「どこか」と境を接する「あいだ」の場所で、経験不可能な〈生〉によって賦活され、触発されて生じている事態に他ならない。この「触発」こそ、ヴァイツゼカーがさきに(『ゲシュタルトクライス』で)「根拠関係」と呼んでいたもの以外のなにものでもない。われわれの「生」は、生命が〈生〉によって触発される「自己触発」によって可能になっている。そしてこの自己触発が生じている場所、それは生命物質それ自身の内部から――自己の主体性の根拠として――経験できる「あいだ」の場所なのである。

このような卓越した〈生〉の認識に到達していたヴァイツゼカーが、どうしてフロイトの「死の欲動」に関しては、「死」を――もちろんフロイト自身がそこまで踏み込んで書いていないにしても――単純に個人の死の意味としか解さなかったのか、私にはどうしても理解できない。個体の生命を超えた〈生〉の「はたらき」を考える以上、やはり個体の死を超えた〈死〉の「はたらき」も考えなくてはならないのではないか。身体をもつことによって〈生〉が個体の生命の中へ入ってくるのだとすれば、やはり身体をもつことによって〈死〉が個体の死の中へ——個体の生命の中へと言ってもよい——入ってくると言ってはどうしていけないのか。そして、フロイトが「死の欲動」という名で呼ぼうとしていたもの、それはこの〈死〉の「はたらき」Wirksamkeit 以外のなにものでもなかったのではないか。

〈死〉をこのように捉えるなら、それは〈生〉がそうであるのとまったく同様に、個体としての個人の存在とその（それが入ってくる前の）外部——それが「どこ」であるかはだれにも言えない——との「あいだ」にあって、この「あいだ」の場所で大きな「はたらき」を示すアクチュアリティだということになるだろう。この〈死〉のアクチュアリティが、ある個人においてエネルゲイアないしエンテレケイアとして完全に実現したときには、その個人は現実に生命を失って「死ぬ」ことになるのだろう。だからその当人にとっては、〈死〉のアクチュアリティは絶対に体験不可能である。

しかしこの〈死〉は、それが「あいだ」の現実であり、間主観的、相互主体的、メタノエシス的な出来事であるかぎり、近しい他者についてなら、十分にかつ十全に——自分自身のこととして主観的、主体的に——体験することができる。それが〈死〉のアクチュアリティを体験する唯一のかたちだと言ってもよい。

個人の「生」Leben ということを、その人の出生から死までのあいだの人生と考えるにせよ、その個体の受精ないし生殖から死までのあいだの生命と考えるにせよ、それはいずれにしても時間軸上の延長に沿った「水平」あるいは「横」の「あいだ」の出来事である。個々の個人あるいは個体は、それぞれが主観／主体として、自己と他者の人生あるいは生命どうしのあいだで、水平あるいは横の間主観的・相互主体的な出会いを生きている。

これに対して、個人がその人生や生存の各瞬間に自己自身の生を生きている局面においては、この生はつねに個人以前の「生命の根拠」との、つまり〈生〉そのものとの「根拠関係」に根ざしていて、個人の存在の絶対的外部から絶えず流れ込んでいる〈生〉の「はたらき」によって生かされつづけている。そしてその個人の身体が〈生〉を受容する機能を失うと、〈生〉は〈死〉と名を換えて、個人はその生命を失い、その人生を閉じることになる。これを時間軸上の各瞬間における「垂直」あるいは「縦」の構造と見なすとすれば、ここでもやはり、「水平」あるいは「横」の「あいだ」の出来事である生命が、「垂直」あるいは「縦」の「あいだ」の関係によって担われていることになる。

3　「死の連帯性」と〈死〉の通底性——「あいだ」としての〈死〉

さきほど、個人の生の絶対的外部から個人の内部へ流れ込んでくる〈生〉は、その個人自身の認識を絶対的に超えていて、個人が経験できるのはその〈生〉のアクチュアルな「はたらき」だけであると言った。〈死〉についてもまったく同じことが言える。しかも、〈死〉の場合には、それが「入りこん」で「顕在化」した時点ですでにその個人は死んでいるのだから、そのアクチュアルな「はたらき」の経験すらも不可能になっている（一回に限って「経験」はできたとしても、それを他人や自己自身に対して報告することはできない。いわゆる「臨死体験」は、その直前の経験ではあるかもしれないが、死それ自体の体験ではない）。

ただ、これも先に述べたように、十分にメタノエシス的・相互主体的な交流の場にあった親しい他者が死亡したりしたときには、その交流の相手にとってなら、そこに入り込んできた〈死〉のアクチュアリティは直接的に生々しく経験される。

親しい他者の死がわれわれに大きなインパクトを与える実例は、いくつか思い浮かべることができる。

まず、精神医学の臨床で以前からよく識られていながら、十分に説明できない不思議な現象と見なされているものとして、「葬式躁病」と呼ばれる内因性の躁病像がある。肉親とか親しい知人が死亡してその通夜や葬儀に参列したとき、沈痛であるべきはずのその場の雰囲気がわけもなくある種の高揚感を感じさせることは、われわれのだれもが経験したことがあるだろう。それが嵩じて病的な躁状態に達したものが「葬式躁病」である。これはかなり強引な心因論的なこじつけでもしないかぎり、理解しにくい現象である。[33] しかしいまこの現象を、死亡した個人とわれわれとの「あいだ」に生起する〈死〉の――ということは原初的な〈生〉の――アクチュアリティが、われわれに及ぼした生命触発的な「はたらき」として理解するならば、不思議なことではなくなる。〈死〉は、その「発生機」の状態にまで「還元」して見る限り、つねに生命を更新する輝かしいポテンシャルをもっている。

次に、いわゆる「脳死」の問題がある。個人の「生」に、「出生から死まで」の「人生」ないし「生活」と、「生殖ないし受精から死まで」の「生命」あるいは「生存」が区別されたのに対応して、個別的生命にとっての「死」にもやはり二つの意味が区別されるだろう。人生／生活の終わりとしての死と、生存の終わりとしての死は、けっして同じではない。「脳死」と呼ばれる病態は、患者個人の生活の終わりではあっても生存の終わりではない。脳死者は事実上、それ以上生活を続けることは不可能となっているけれども、脳以外の身体的生命の中へは依然として〈生〉が流れ込み続けているのであって、〈死〉はまだ訪れていない。[34]「脳死」を個体の死と見なそうとするのは、生と死が「水平」および「垂直」の「あいだ」の場にのみ生じる出来事であることを完全に無視した暴論である。

　個人の「死」と個人を超えた〈死〉との差異に関して、いまひとつ問題になるのは「死後の生」ということだろう。個人の死は完全な消滅であって後には何も残らない――だれにもわからないことだけれども私自身はそう思っている。死んだ本人にとっては、恐らくそうなのだろう。しかし、その人を生前から識っていた人にとっては、そうはいえない。死んだ人と生前に親しくしていた人にとって、「故人」の存在はその人の生前と同様に、ときにはむしろもっと明瞭に思い出されるものである。それは「記憶」であって「知覚」ではないと言えるかもしれない。しかしこの記憶は、場合によっては生前の知覚以上に真に迫ったものであることもありうるのではないか。

　そして死んでゆく当人にとっても、死ぬ直前までは自分自身のことを誰よりも親しく識っている人であるのだから、死ぬまでのあいだに関するかぎり、やはり死が完全な消滅だということにはならないのではないか。自分の「死後」を自分が死ぬ前から想像しているかぎり、生前の現在における自己の存在が、未来に予想される「死後」に、一種の「記憶」として残るとしても不思議ではない。[35]「記憶」である以上、それを「物語る」ことも十分に可能である。

ところで、誰かが誰かの——あるいは自分自身の——記憶に残るという場合、そこで「残る」のはもちろん写真のような姿形ではない。生きている人どうしのあいだでも、誰かのことを思い浮かべるという場合、まずもって意識に出てくるのはその人の顔や姿ではなく、そういった形のない、いわばその人の全体的な存在ないし本質、あるいは雰囲気のようなものだろう。「誰かのこと」を思い出すという言い方が、すでにそのことを表している。記憶として残るのはまずもって「こと」なのであって「もの」ではない。その人の顔や声などという「もの」は、「こと」が思い出された後でいわば二次的に、「こと」の想起に随伴して想起されるにすぎない（その場合、声や物腰などのほうが顔よりも「こと」に近いと感じるのは私だけだろうか）。そしてこうして原初的に思い出される雰囲気的な「こと」の記憶というのは、私と私が思い出す誰かとの「あいだ」に生じている出来事以外のなにものでもない。「あいだ」が違えば、そこで生じる雰囲気も違ってくる。誰かのことを思い出すというのは、その人と私との「あいだ」を再体験するということである。これは、その人が生きていても死んでいても変わらない。

ヴァイツゼカーは、その晩年にしばしば「死の連帯性」Solidarität des Todes, Solidarität der Tode という言葉を使った。そしてこれについて、《生きる Leben とは、殺すこと Töten である（死ぬこと Sterben ではない）》[36] とか、《殺すこと Töten と死ぬこと Sterben が、互いに他方を必要とし、支え合っている》[37] とか書いているけれども、明確な定義や説明はいっさい行っていない。「死」の語も、右に見るように単数・複数の両形で用いられていて、一定していない。これは、一方ではフロイトが「死の欲動」を（他者に対する）「破壊欲動」や「攻撃欲動」と同一視するという一見不可解な（しかし完全に正しい）理論を立てているのに対応したものだし、他方では「生きものはすべて、食べるため、生きるためになにかを殺さねばならぬ」という「他殺栄養」（いわゆる「食物連鎖」）についての根拠づけにもなっている。[38]

ここでヴァイツゼカーが念頭に置いている「死」が、われわれの考えている〈死〉ではなくて、あくまで個体あるいは個人の死であることはいうまでもない。それはこの「死」がときに複数形で書かれていることからも明らかだし、そもそも「連帯」ということは複数の個別者どうしのあいだでしかなされえない。医学に《主体／主観を導入するだけでなく、死と生も導入しよう》[39]というヴァイツゼカーの——それ自体このうえなく正当な——提案が十分な実を結ばなかったとすれば、その理由はただ一つ、彼が個人の生死を超えた〈死〉のことに考え及ばなかった点のみにあるだろう。

〈死〉はいかなる個別者にも帰属していないのだから、複数形で表記することもその「連帯性」を云々することもできない。できるとすればそれは、超個人的な〈死〉のアクチュアリティの、個別者どうしの「あいだ」における「通底性」について論じることだけだろう。〈死〉が——〈生〉が、といっても同じことだが——個別者の有限な身体的存在に流れ込んで、そこに絶対的な外部を形成する。この絶対的外部を西田は「絶対の他」と呼び、[40]ヴァイツゼカーは「生命の根拠」と呼んだのだが、個別者と個別者はそれぞれの存在の「底」にこの「絶対の他」である〈死〉を共有することによって、互いに主体として相対峙することができる。個別者をそれぞれ主体として、自己として存在させているものは、〈死〉が生に持ち込む「あいだ」のはたらきなのではないだろうか。

最後に、本論の冒頭に引用した『人と人との間』からの一節を、もう一度引用しておきたい。

《自己が自己ならざるものに出会った、まさにその時に、ぱっと火花が飛び散るように、自己と自己ならざるものとがなにかから生じる。……個人とは、このなにかが、自己と自己ならざるものとの出会いを機縁にして分かれて生じてきたものである。このなにかが個人以前にある。……私はさしあたってこのなにかを、「人と人との間」という言い方で言い表しておこうと思う。》

この「なにか」が、ときとして〈死〉のすがたをとることもあるのではないか。そしてそのとき、死は思いもかけぬ豊穣さを帯びたものとして、自己と他者たちとの、そして世界との personal な出会いを支える根底として、姿を現すことになるのではなかろうか。私が personal な「自己」として自覚する自己意識の根底には、つねにこの〈死〉の「自覚」が潜んでいるのに違いない。

1 木村敏『人と人との間——精神病理学的日本論』弘文堂、一九七二年。

2 B. Kimura: Vergleichende Untersuchungen über depressive Erkrankungen in Japan und in Deutschand. Fortschr. Neurol. Psychiat. 33/4, 202-215, 1963.

3 土居健郎『「甘え」の構造』弘文堂、一九七一年。

4 木村敏　前掲書、一一－一五頁。

5 この「タイミング」の問題に関しては、ずっと後に統合失調症論として主題的に論じておいた。木村敏「タイミングと自己」（一九九三年）『偶然性の精神病理』岩波現代文庫、二〇〇〇年、一〇〇頁以下に収録。

6 木村敏『あいだ』弘文堂、一九八八年（ちくま学芸文庫版、二〇〇五年）。とくに四-六章。

7 同書（ちくま学芸文庫版）四五頁、五五頁、六三-六四頁。「ノエシス」の語は、「知ること」の原義から、意識の受容面について用いられることが多いが、われわれはこれを――西田の「行為的直観」やヴァイツゼカーの「知覚と運動の一体性」の概念が端的に表現しているのを継承して――能動的な行為面にも用いている。「メタノエシス」というのは、個々の能動的かつ受動的なノエシスを可能ならしめている、やはり能動的かつ受動的な「ノエシスのノエシス」である。

8 同書（ちくま学芸文庫版）六二頁に引用した武満徹の表現によると、《一音として完結し得るその音響の複雑性が、間《ま》という定量化できない力学的に緊張した無音の形而上的持続をうみだしたのである。……その無音の沈黙の間は、実は、複雑な一音と拮抗する無数の音の犇めく間として認識されているのである》（武満徹『音、沈黙と測りあえるほどに』新潮社、一九七一年、一九六頁）。『木村敏著作集』第八巻（弘文堂、二〇〇一年）に収載した武満との対談「間――人間存在の核心」（『現代思想』一九八〇年）をも参照。

9 同書（ちくま学芸文庫版）第八章、六七頁以下を参照。

10 精神医学的には、私は離人症をアリストテレス的な意味での共通感覚の喪失と見なしているし（木村敏「離人症の精神病理」『自己・あいだ・時間――現象学的精神病理学』ちくま学芸文庫、二〇〇六年に収録）、ブランケンブルクはその論文「コモン・センスの精神病理学序説」（W. Blankenburg: Ansätze zu einer Psychopathologie der 'Common Sense.'――W. Blankenburg: Psychopathologie des Unscheinbaren. Ausgewählte Aufsätze. Hrsg. M. Heinze. Prodos-Verlag, Berlin, 2007. 木村敏・生田孝監訳『目立たぬものの精神病理』みすず書房、二〇一二年に収録）において《統合失調症こそ、コモン・センスの精神病理の本来的な領分》であると述べている。さらにいえば、世界との共通感覚ないしコモン・センスを媒介にした実践的・行為的な関わりがもっとも深刻に障碍されている病理は、自閉症やアスペルガー症候群などのいわゆる「発達障害」であるかもしれない。私はこの点に統合失調症と発達障害の等根源性の一端を見ている。

11　これを診察場面で精神科医が直感的／直観的に見て取ったものがPraecoxgefühlであって、ビンスヴァンガーのいう「感覚診断」の基礎となっている。この問題に関しては、木村敏「分裂病の診断をめぐって」（木村敏『自己・あいだ・時間――現象学的精神病理学』ちくま学芸文庫、二〇〇六年に収録）の文庫版三七六頁以下を参照。

12　これは、次注にあげるヴァイツゼカー『ゲシュタルトクライス』の、現在刊行されているすべての版（シュトゥットガルトのティーメ社から刊行された単行本、ズーアカンプ社からの全集版、われわれの手になる邦訳版も含めて）では「物的現象」physische Erscheinungとなっている。しかし、一九四〇年にライプツィヒのティーメ社から出版された同書の初版には、これは正しく「心的現象」psychische Erscheinungと書かれていた。これは、敗戦後の東西ドイツの分割にともなってティーメ社がシュトゥットガルトに移転して、同書の第二版を刊行した際に生じた誤植だろうと推測される。この誤植を「発見」したのは、われわれが京都でヴァイツゼカーを講読している研究会「パトソフィア」においてだった。この点に関しては、木村敏「自他の〈逆対応〉」（日本哲学史フォーラム編『日本の哲学』第六号、特集「自己・他者・間柄」昭和堂、二〇〇五年、本書一章）の注37、木村敏「クリーゼの病理――瞬間と生命」（『思想』岩波書店、二〇〇九年第三号）の注9を参照。

13　V.von Weizsäcker: Der Gestaltkreis. Einheit von Wahrnehme und Bewegen, 1940. Gesammelte Schriften 4, Suhrkamp: Frankfurt, 1997, S.299. 木村敏・濱中淑彦訳『ゲシュタルトクライス――知覚と運動の一元論』みすず書房、一九七五年、二七五／二七六頁。

14　したがって、なんらかの事情でこの出会いが断絶すると主体も消滅の危機に瀕することになる。しかし生命が保たれているかぎり、有機体は絶えず新しい主体を成立させてこの危機を乗り切る。この断絶のことをヴァイツゼカーはクリーゼ（危機／転機）Krise と呼ぶ。だからヴァイツゼカーにとって「主体とは確実な所有物ではなく、それを所有するためにはそれを絶えず獲得しつづけなくてはならないもの」なのである（前注 Der Gestaltkreis, S.300/301、邦訳『ゲシュタルトクライス』二七七頁）。

15 同書、邦訳二九八頁。

16 大野晋・佐竹昭広・前田金五郎編『岩波古語辞典』岩波書店、一九七四年、「あれ」の項を参照。

17 ドイツ語では、死んでいる状態としての「死」der Tod と、生きているものが死へと移行する変化を表す「死ぬ」sterben とを、系統のまったく異なった二つの言葉で表現する。この点についてもここでは立ち入ることができないが、ドイツ語での死に関する記述を読むときには留意しておくべきことだろう。

18 M. Heidegger: Sein und Zeit. Niemeyer; Tübingen, 1927, S.233. 辻村公一訳『有と時』（世界の大思想 28）河出書房、一九六七年、二七一頁。

19 E. Straus: Philosophische Grundlagen der Psychiatrie II. Psychiatrie und Philosophie. Psychiatrie der Gegenwart. Bd. 1/2, Springer; Berlin/Göttingen/Heidelberg, 1963, S.932. この点に関しては、木村敏『生命のかたち／かたちの生命』青土社、一九九二年、12章を参照。

20 V.von Weizsäcker, *Pathosophie. Gesammelte Schriften* 10. Suhrkamp, Frankfurt. 2005. 1956, S.278, 308 u.a.. 邦訳は、木村敏訳『パトゾフィー』みすず書房、二〇一〇年、三四一、三七七頁ほか。この Wirksamkeit というのは、「はたらき」Wirkung をもっている状態を指していて、日本語としては適訳がないが、英語で言えば effectiveness あるいは actuality に相当するだろう。

21 同書、邦訳三八〇頁。

22 同書、邦訳三七七頁。

23 絵画の静物画のことをフランス語で nature morte（直訳すれば「死んだ自然」）というのも、それと関係があるかもしれない。ちなみに「静物画」はドイツ語では Stilleben（「静止した生」）という。ドイツ語が「死」der

Tod と「死ぬ」sterben を別系統の言葉で区別している点については注17を参照。

24 V.von Weizsäcker: Begegnungen und Entscheidungen, 1948. GS 1, Suhrkamp; Frankfurt, 1986, S.300. これは「キリスト教とキリスト者の現存在」と題する章の中の「受肉の神秘」という節に出てくる文章である。

25 V.von Weizsäcker, V.v. (1933): Körpergeschehen und Neurose. Analytische Studie über somatische Symptombildungen. *Internationale Zeitschrift für Psychoanalyse* 19, 16-116. GS 6, Suhrkamp; Frankfurt, 1986, S.119-238.

26 このあたりのいきさつは、邦訳『ゲシュタルトクライス』の訳注（三二九－三三七頁）で濱中淑彦が詳細に紹介している。

27 正確には「エスのあった場所に自我を生じさせよ」Wo Es war, soll Ich werden で、これはフロイト（一九三三年）の『続精神分析入門』全集一五巻、八六頁に見られる。

28 ただし、フロイトのいう Es とヴァイツゼカーの考える Es とは、厳密にいうと同じではない。この点に関しては、木村敏「エスについて――フロイト・グロデック・ブーバー・ハイデッガー・ヴァイツゼッカー」（一九九五年）『分裂病の詩と真実』河合文化教育研究所、一九九八年所収を参照。

29 V.von Weizsäcker: Der Kranke Mensch. Eine Einführung in die Medizinische Anthropologie, 1951. GS 9, S.626,627, 1988. 木村敏訳『病いと人――医学的人間学入門』新曜社、二〇〇〇年、三二六、三二七頁。

30 木村敏「真理・ニヒリズム・主体」（一九九二年）『偶然性の精神病理』岩波現代文庫版、二〇〇〇年、六〇頁。この点についてはさらに、木村敏「生命論的差異の重さ」（二〇〇一年）『関係としての自己』みすず書房、二〇〇五年、一九六頁以下をも参照。

31 V.von Weizsäcker (1940): Der Gestaltkreis. Theorie der Einheit von Wahrnehmen und Bewegen, 1940. GS 4, S.83, Suhrkamp: Frankfurt a.M., 1997 の初版序文。邦訳『ゲシュタルトクライス』三頁。これに続けてヴァイツゼカーは、《個体の死は、生命を限定し begrenzt、個別化し besondert、更新する erneut。死ぬということ

Sterben は転生 Wandlung を可能にすることを意味する。死 Tod は生の反対 Gegensatz zum Leben ではなく、生殖 Zeugung および出生 Geburt の相手側 Gegenspieler である。出生と死はあたかも生の表裏両面といった関係にあるのであって、論理的に互いに排除しあう対立 Gegensätze ではない。生とは、出生と死（の両方）のことである Leben ist: Geburt ***und*** Tod.（この文章は、全集版では「生とは、出生と死（の両方）のことである」Leben ist: Geburt ***und Tod*** となっている）。このことがわれわれの本来のテーマとなる》（この部分の訳文は上記の邦訳とは異なる）という、われわれに更なる思索を課する文章を書いている。

32 私はこの「境界点」を、円がその外部と接する境界線としての円周よりもむしろ、円の中心点という特異的な境界点としてイメージしている。

33 ヴァイツゼカーはこんなことを書いている。《抑圧された、あるいは無意識の内容が外部に表出されるとき、それは互いに反対の二つの方向をとりうる。たとえば埋葬の帰り道に学生たちが「ダカラ我ラハ喜ボウ」Gaudeamus igitur という歌を歌うとか、葬式の後の酒盛りやそのときの華やいだ気分、埋葬に引き続いて行われる祝祭など、それは別離の悲しみを抑圧している標識であるだけではなく、「ありがたい、あいつは行ってしまった」とでも要約できるような感情を押し殺している標識である》（V.von Weizsäcker: *Pathosophie*. GS 10, S.311. 邦訳『パトゾフィー』三八三／三八四頁）。しかし私はこの解釈を採らない。

34 かつて、脳死を個体死と認めるか否かの論争が行われていたとき、ある反対論者から「脳死者が出た家へ香典をもってお悔やみに行けますか」という疑問が出されていた。私はこれをきわめて正論だと思う。「お悔やみ」に行くことができるのは〈死〉が訪れて生命が終結した個人のもとへであり、脳死患者のように〈生命〉がまだ流れ込みつづけている患者のところへは「お見舞い」には行けても「お悔やみ」には行けない。これは、〈生命〉と〈死〉がすぐれて「あいだ」の出来事であることを、雄弁に物語っている。

35 ベルクソンは、過去は脳の中に「記憶」として保存されるのではなく、「それ自体で残存する」と考える。あらゆる現在が現在として「存在」すると思われるのは、現在が現在として成立すると同時に過去を生み出し、この過去こそが「存在」するからに他ならない。過去に担われていない「現在」を考えることができるとすれば、それは生ずるやいなや次の「現在」に取って代わられる無内容な「刹那」、意識にとっては「半過去形」を用いて「あった」était といわれるようなものにすぎない。この点に関しては、G. Deleuze: Le Bergsonisme. PUF; Paris, 1968, p.49/50. 宇波彰訳『ベルクソンの哲学』法政大学出版局、一九七四年、五五／五六頁を参照。

36 V.von Weizsäcker: Der kranke Mensch. Eine Einführung in die Medizinische Anthropologie, 1951. GS 9, Suhrkamp; Frankfurt, 1988, S.612. 木村敏訳『病いと人——医学的人間学入門』新曜社、二〇〇〇年、三一二頁。「殺すこと」と訳した Töten は、普通にいう「殺害」Ermorden の意味ではなく、「生きていない状態にする」くらいの意味である。注23を参照。

37 V.von Weizsäcker: Pathosophie, 1956. GS 10, Suhrkamp; Frankfurt, 2005, S.313. 木村敏訳『パトゾフィー』みすず書房、二〇一〇年、三八六頁。

38 前出『病いと人』邦訳三一二頁。

39 同書、邦訳三三一頁。

40 西田幾多郎「私と汝」(一九三二年)上田閑照編『西田幾多郎哲学論集 I』岩波文庫、一九八七年所収。ここで西田は次のように書いている。《絶対の死即生である絶対否定の弁証法においては、一と他の間に何らかの媒介するものがあってはならない。自己が自己の中に絶対の他を含んでいなければならぬ。自己が自己の中に絶対の否定を含んでいなければならぬ。……自己は自己自身の底を通して他となるのである》(同書三〇六／三〇七頁)、《自己が自己において絶対の他を見ると考える時、我々の自己は死することによって生きるという意味を有し、他の人格を認めることによって自己が自己となる》(同書三一四頁)。

あとがき

『関係としての自己』（みすず書房、二〇〇五年）を私の最後の論文集として刊行してから、かれこれ十年が経つ。年をとって仕事が遅くなっているとはいうものの、その間も何もしないでいたわけではない。あれこれの機会に書いたりしゃべったりした原稿が、いつの間にか溜まってきた。そのうちから私の最近のキーワードになっている「あいだ」と「生命」に関係するものをいくつか選んで、創元社から出していただくことになった。

一つひとつの論文のあいだに時間が空いているということは、自分の関心の主題をそのたびに確認し直す必要から、どの論文にも同じことを繰り返し書いてしまうということにつながる。今回、全体を校正してみて、余計な反復があまりにも多いことが気になったが、今となってはどうしようもない。

論文集を出すとき、私はいつも、かなり長い「序論」のようなものを書き下ろして、全体のマニフェストにすることにしている。今回もそうしようと考えていたが、たまたま一昨年（二〇一二年）の西田哲学会で話した「西田哲学と私の精神病理学」が、内容的にも本書のマニフェストとしてふさわしいと思ったので、それをほぼそのまま使わせて頂くことにした。その中にも書いたことだが、西田哲学との出逢いなしには私の精神病理学も臨床哲学も存在しえない。「学恩」という一語では表現しがたい大きなものを、私は西田幾多郎の思索から受けている。

一章の「自他の「逆対応」」は、二〇〇四年に「土井道子記念京都哲学基金フォーラム」で行った講演原稿を、『日本の哲学』第六号（昭和堂、二〇〇五年）に掲載したものである。この「逆対応」の概念自体、いうまでもなく西田哲学に由来するものだが、本論文ではこれを用いて統合失調症患者に特徴的な自他関係の病態を考えてみた。

二章「物語としての生活史」は、二〇〇六年に開催された河合文化教育研究所の第六回臨床哲学シンポジウムでの提題で、同研究所が隔年に発行している『臨床哲学の諸相』第二巻、木村敏・坂部恵監修『〈かたり〉と〈作り〉』（二〇〇九年）に掲載したものである。患者の生活史はいうまでもなく一つの物語りだが、物語りにはその表面的なストーリー以外にそれを裏から動かしているプロット（筋書き）があって、このプロットが——「陰謀」というその別義にふさわしく——物語りを未来へ向かって動かして行く。誰かの生活史を知るということは、その隠れたプロットを読むということに他ならないだろう。

三章「私と汝の病理」は、岩波書店が新しく刊行した『西田幾多郎全集』第二四巻（二〇〇九年）の「月報」に執筆したものである。「私」と「汝」として現勢化している二人の人物は、「私の底」と「汝の底」との「通底」が——そして「通底」を——を形作る「絶対の他」という「潜勢的他者」の「力」によって、一つの「人称」へとまとめ上げられている。統合失調症で表面化する「私と汝の病理」とは、この「まとまり」の不成立のことである。

四章「生命・身体・自己——統合失調症の病理と西田哲学」は、二〇〇九年に京大で開催された「西田・田邊記念講演会」での講演を論文化して、日独文化研究所の年報『文明と哲学』第九巻（燈影社、二〇〇九年）に掲載したものである。自己が「みつから」として身体的個別性を確保している限りにおいてのみ、自己はペルソン（＝仮面）として自らを他者たちに対峙させることができる。

五章「中動態的自己の病理」は、日本精神病理・精神療法学会第三三回大会での講演（『臨床精神病理』三一巻、星和書店、二〇一〇年）である。西洋各国語は実体としての「主語」を確立し、能動形と受動形を明確に分離したが、日本語には（西洋語の祖語である印欧語族と同様）元来主語がなく、行為者は自らをことの起こる場所として「中動態」的に表記するのが常である。デカルトの「われ思う、故にわれあり」の「思う」は、そのような中動態的な自己の感覚的自己触発を指している。この観点は統合失調症の「自我障碍」を理解する上で、この上なく重要である。

六章「自己の「実像」と「虚像」」は、日独文化研究所年報『文明と哲学』第三巻（燈影社、二〇一〇年）のために執筆したものである。この言葉を用いて自らの自己障碍を説明した患者にとって、「実像」とは「存在する自己」であり、「虚像」とは「思う自己」であった。患者は自らの統合失調症性の妄想体験を、実像が虚像に誘い込まれ、操られる体験として説明する。この「場所的」自己の不成立の背後には、アリストテレスのいう「共通感覚」（＝「コモンセンス」）の障碍が考えられる。

七章「自分が自分であるということ」は、私が河合文化教育研究所の第一〇回臨床哲学シンポジウム「自己——語りとしじま」で行った提題で、『臨床哲学の諸相』第四巻、木村敏・野家啓一監修『「自己」と「他者」』河合文化教育研究所、二〇一三年に掲載した。「自分」とは、日本語に数多く存在する「自称詞」の一つだが、西洋各国語の一人称代名詞に比べてよりいっそう「一人称性」あるいは「非三人称性」が強く、「私」の「みずから性」をよく表しているという理由から選んだ。

八章「あいだと生死の問題」は、二〇一一年五月に京大芝蘭会館で開催された私の八十歳記念シンポジウム「いのちと病い」での、私自身の提題である。野間俊一編『いのちと病い』（創元社、二〇一二年）に掲載された。これはいわば、「あいだ」と自己の問題を、生命論的に（個人レヴェルでの「生」および「死」とメタ個人レヴェルでの〈生〉および〈死〉との差異として）思索しようとする私自身のこの時点での総決算として起草されたものであって、本論文集の末尾とするのにふさわしいと思う。この場を借りて、このシンポジウムを開催してくださった諸兄姉に、衷心からの御礼を申し上げておきたい。

初出の論文の転載にご協力頂いた各出版社に厚く感謝すると同時に、終始変わらぬ熱意で本論文集の編纂にお骨折りいただいた創元社の津田敏之さんのご苦労に、深甚の敬意を表したいと思います。

二〇一四年 九月

木村 敏

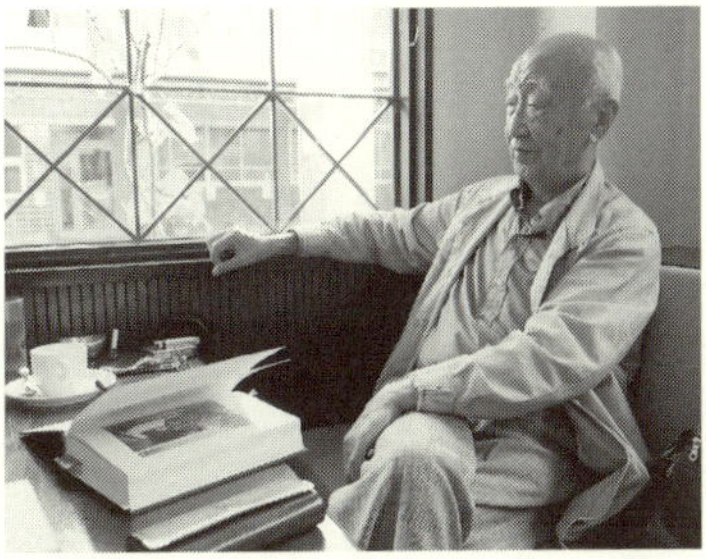

木村　敏（きむら・びん）

1931年（昭和6年）生まれ
1955年　京都大学医学部卒業
1961-1963年　ミュンヘン大学精神科に留学
1969-1970年　ハイデルベルク大学精神科客員講師
1974-1986年　名古屋市立大学医学部教授
1986-1994年　京都大学医学部教授
1992-2001年　日本精神病理学会理事長
1995-2001年　龍谷大学国際文化学部教授
2004-2005年　立命館大学文学部哲学科客員教授

現在　京都大学名誉教授　京都博愛会病院顧問
　　　河合文化教育研究所主任研究員・所長

著書：『木村敏著作集』全8巻〔弘文堂〕、『関係としての自己』〔みすず書房〕、自伝『精神医学から臨床哲学へ』〔ミネルヴァ書房〕、『臨床哲学講義』〔創元社〕など多数。他にドイツ語、フランス語、イタリア語での数点の著作がある。

訳書：ビンスワンガー『精神分裂病』、同『現象学的人間学』、ゲオルギアーデス『音楽と言語』、ヴァイツゼッカー『ゲシュタルトクライス』、テレンバッハ『メランコリー』、ブランケンブルク『自明性の喪失』、ハイデッガー『ツォリコーン・ゼミナール』、ヴァイツゼッカー『病いと人』、ヴァイツゼカー『パトゾフィー』他多数。

1981年　第3回シーボルト賞（ドイツ連邦共和国）
1985年　第1回エグネール賞（スイス、エグネール財団）
2003年　第15回和辻哲郎文化賞
2010年　第64回毎日出版文化賞（『精神医学から臨床哲学へ』に対して）
2012年　第30回京都府文化賞特別功労賞

あいだと生命《せいめい》

臨床哲学論文集

2014年11月1日　第1版第1刷発行

著　者……………………………

木村　敏

発行者……………………………

矢部敬一

発行所……………………………

株式会社 創元社

http://www.sogensha.co.jp/

本社　〒541-0047 大阪市中央区淡路町4-3-6

Tel.06-6231-9010　Fax.06-6233-3111

東京支店　〒162-0825 東京都新宿区神楽坂4-3 煉瓦塔ビル

Tel.03-3269-1051

印刷所……………………………

株式会社 太洋社

ISBN978-4-422-11538-2 C3011